RÉGIME À FAIBLE INDICE GLYCÉMIQUE 2025

110 Recettes Saines et Savoureuses Atteignez votre Poids idéal, le Secret d'un Bien-être Durable

KLARLOCK

CLAUSE DE NON RESPONSABILITÉ

Ce livre vise à fournir du matériel utile et informatif sur les sujets abordés dans la publication. Il est vendu étant entendu que l'auteur et l'éditeur ne sont pas engagés à fournir des services médicaux personnels, des soins de santé ou d'autres services professionnels dans le livre. Le lecteur doit consulter son médecin, son prestataire de soins de santé ou tout autre professionnel compétent avant d'adopter les suggestions de ce livre ou de tirer des conclusions. L'auteur et l'éditeur déclinent expressément toute responsabilité pour toute responsabilité, perte ou risque, personnel ou autre, découlant, directement ou indirectement, de l'utilisation et de l'application de tout contenu de ce livre.

NOTE

Toutes les recettes de ce livre sont conçues pour quatre personnes. Pour cette quantité, il faut considérer les ingrédients indiqués dans les recettes. Si vous devez modifier la portion, il est recommandé d'ajuster proportionnellement les doses des ingrédients. Il est également recommandé de suivre scrupuleusement les instructions de préparation et de cuisson pour obtenir le meilleur résultat. Dans le contexte de ce livre, lorsque nous faisons référence à « une tasse » comme unité de mesure des ingrédients, nous entendons l'utilisation d'une tasse de cuisine standard d'une capacité d'environ 2 millilitres. Il est indispensable d'utiliser une tasse à mesurer pour obtenir les bonnes quantités d'ingrédients. Si vous n'avez pas de verre doseur, vous pouvez utiliser un verre doseur gradué en veillant à bien correspondre aux proportions indiquées. Voici quelques exemples 1 Tasse de farine 100 gr. 1 tasse de riz 200 gr. 1 Tasse de Quinoa 200 gr.

RECETTES D'ENTRÉES

RECETTES PREMIERS PLATS

RECETTES DEUXIÈME PLATS

RECETTES D'ACCOMPAGNEMENT

INTRODUCTION AU RÉGIME À FAIBLE INDICE GLYCÉMIQUE

COMPRENDRE L'INDICE GLYCÉMIQUE (IG)

Dans le paysage nutritionnel actuel, le régime à faible indice glycémique (IB) s'impose comme une approche diététique qui attire de plus en plus d'attention, offrant une voie vers un bien-être global et durable.

Basé sur le principe de régulation de l'absorption des sucres dans le sang, ce modèle alimentaire est proposé comme une stratégie simple et polyvalente pour améliorer la santé et la qualité de vie.

Dans cette introduction, nous explorerons les bases du régime à faible indice glycémique, dissiperons certains mythes courants et révélerons les secrets pour réussir à l'intégrer dans votre routine quotidienne.

Qu'est-ce que l'index glycémique (IG) ?

L'indice glycémique représente un système

de classification des aliments en fonction de leur capacité à influencer le taux de sucre dans le sang (glycémie) après consommation.

Les aliments sont divisés en trois catégories :

Index glycémique élevé (IG élevé) : Ils provoquent une augmentation rapide de la glycémie, suivie d'une baisse tout aussi rapide, avec des effets négatifs sur le contrôle de la glycémie et la sensation de satiété.

Index glycémique moyen (IG moyen) : Ils provoquent une augmentation plus progressive de la glycémie que les aliments à IG élevé, fournissant ainsi de l'énergie de manière plus constante.

Faible indice glycémique (IG faible) : Ils déterminent une augmentation progressive et prolongée du taux de sucre dans le sang, favorisant une sensation de satiété durable et un meilleur contrôle de la glycémie.

Pourquoi suivre un régime à faible indice glycémique ?

De nombreuses études scientifiques

démontrent que le régime à faible indice glycémique apporte de nombreux bénéfices pour la santé :

Contrôle optimal de la glycémie : Idéal pour les personnes atteintes de diabète ou de prédiabète, aide à stabiliser la glycémie et à réduire le besoin de médicaments.

Poids corporel sain : Favorise la perte de poids ou le maintien d'un poids corporel idéal, augmentant la sensation de satiété et réduisant la sensation de faim.

Cholestérol sous contrôle : Il peut aider à améliorer le profil lipidique, en abaissant les taux de cholestérol LDL (« mauvais ») et en augmentant le cholestérol HDL (« bon »).

Risque réduit de maladie cardiaque : Réduit le risque de développer une maladie cardiovasculaire, grâce à un meilleur contrôle de la glycémie et du taux de cholestérol. Énergie constante pendant la journée : Fournit une libération constante d'énergie, luttant contre la fatigue et les baisses de concentration.

Bien-être général amélioré : favorise un sentiment de bien-être général, améliorant l'humeur, la qualité du sommeil et la digestion.

Comment débuter le régime à faible indice glycémique ?

Intégrer le régime à faible indice glycémique à votre routine quotidienne est simple et agréable :

Choisissez des aliments entiers : Choisissez des aliments entiers, non raffinés, riches en fibres et en nutriments.

Combinez les nutriments : associez des aliments à faible indice glycémique avec des protéines et des graisses saines pour un repas plus équilibré et plus copieux.

Limitez les sucres ajoutés : réduisez la consommation de boissons sucrées, de friandises et d'aliments emballés riches en sucres ajoutés.

Cuisinez avec des méthodes saines : privilégiez la cuisson à la vapeur, au four ou sur le grill, en évitant les aliments frits et les aliments transformés.

Repas fractionnés : Mangez 3 repas principaux et 2 à 3 collations pendant la journée pour maintenir une glycémie stable.

Buvez beaucoup d'eau : Restez hydraté en buvant de l'eau tout au long de la journée pour favoriser la satiété et la digestion.

Consultez un professionnel : Un nutritionniste ou un diététiste peut vous aider à créer un plan alimentaire personnalisé adapté à vos besoins spécifiques.

Le régime à faible indice glycémique n'est pas seulement un régime, mais un véritable mode de vie qui embrasse le bien-être à 360 degrés.

Commencez votre voyage vers un avenir plus sain et plus énergique avec le régime à faible indice glycémique !

IMPORTANCE DE L'INDEX GLYCÉMIQUE DANS L'ALIMENTATION

L'indice glycémique (IG) joue un rôle important dans l'alimentation et la nutrition pour plusieurs raisons : 1. Contrôle de la glycémie : L'IG mesure la rapidité avec laquelle les glucides contenus dans les aliments augmentent la glycémie. Les aliments à faible IG provoquent une augmentation progressive et constante du taux de sucre dans le sang, tandis que les aliments à IG élevé provoquent des pics rapides suivis de chutes. Pour les personnes atteintes de diabète ou risquant de développer un diabète, comprendre l'appareil gastro-intestinal peut vous aider à gérer plus efficacement votre glycémie. 2. Satiété et contrôle de l'appétit : Les aliments à faible indice glycémique sont souvent plus rassasiants et fournissent une énergie plus durable que les aliments à indice glycémique élevé.

Manger des aliments à IG plus faible peut aider à contrôler l'appétit, à réduire les fringales et à prévenir les excès alimentaires, ce qui est bénéfique pour la gestion du poids et la santé globale. 3. Niveaux d'énergie : Choisir des aliments à faible indice glycémique peut aider à maintenir des niveaux d'énergie stables tout au long de la journée. Au lieu de subir des baisses d'énergie et de la fatigue après avoir consommé des aliments à indice glycémique élevé, les individus peuvent bénéficier de niveaux d'énergie soutenus, d'une concentration accrue et d'une productivité accrue. 4. Gestion du poids : L'inclusion d'aliments à faible indice glycémique dans votre alimentation peut soutenir les efforts de gestion du poids. Ces aliments aident à réguler l'appétit, à réduire l'apport calorique et à favoriser la perte de graisse, ce qui en fait des éléments précieux d'un plan de perte de poids équilibré et durable. 5. Santé cardiaque : Les régimes à indice glycémique élevé ont été associés à un risque accru de maladies cardiovasculaires.

D'un autre côté, les régimes riches en aliments à faible indice glycémique, comme les céréales complètes, les fruits, les légumes et les légumineuses, peuvent contribuer à réduire le taux de cholestérol, à améliorer le profil lipidique sanguin et à réduire le risque de maladie cardiaque. 6. Gestion et prévention du diabète : Pour les personnes atteintes de diabète, comprendre et incorporer des aliments à faible indice glycémique dans votre alimentation peut aider à stabiliser la glycémie, à réduire la résistance à l'insuline et à diminuer le besoin de médicaments à base d'insuline. De plus, l'adoption d'un régime alimentaire à faible indice glycémique peut aider à prévenir l'apparition du diabète de type 2 chez les personnes à haut risque. 7. Santé et bien-être en général : une alimentation riche en aliments à faible indice glycémique peut contribuer à la santé et au bien-être en général en fournissant des nutriments essentiels, des fibres, des vitamines et des minéraux.

Ces aliments soutiennent la santé digestive, la fonction immunitaire et la fonction métabolique optimale, favorisant ainsi la longévité et la vitalité. En conclusion, l'indice glycémique est un outil essentiel pour faire des choix alimentaires éclairés qui favorisent le contrôle de la glycémie, la gestion du poids, la santé cardiaque et le bien-être général. En intégrant des aliments à faible IG dans l'alimentation et en minimisant les aliments à IG élevé, les individus peuvent optimiser leur santé et réduire le risque de maladies chroniques.

LES BASES DE L'INDEX GLYCÉMIQUE

QUEL EST L'INDEX GLYCÉMIQUE

L'indice glycémique (IG) est une mesure utilisée pour évaluer la rapidité avec laquelle les glucides présents dans différents aliments augmentent le taux de sucre dans le sang après consommation par rapport au glucose pur, qui a une valeur IG de 100. Voici les bases de l'indice glycémique : 1. Échelle : L'indice glycémique L'échelle IG va de 0 à 100, le glucose pur ayant une valeur IG de 100. Les aliments sont classés en trois catégories en fonction de leur valeur IG : IG faible : 55 ou moins GI moyen : 56/69 IG élevé : 70 ou plus 2. Impact sur la glycémie : Les aliments à IG élevé provoquent une augmentation rapide du taux de sucre dans le sang, tandis que ceux à IG faible provoquent une augmentation plus lente et progressive. Ceci est important pour les personnes qui gèrent le diabète, car cela les aide à choisir des aliments qui contribuent à maintenir leur glycémie stable. 3. Facteurs affectant l'IG : Plusieurs facteurs influencent l'IG d'un aliment, notamment le type de glucides, la teneur en fibres, la teneur en matières grasses et en protéines, la transformation des aliments et les méthodes de cuisson. En général, les aliments contenant plus de fibres, de matières grasses et de protéines ont tendance à avoir un IG plus faible. 4. Aliments à faible IG : Les exemples d'aliments à faible IG comprennent la plupart des légumes non féculents, les légumineuses (haricots, lentilles), les céréales complètes (orge, quinoa, avoine), les fruits (pommes, baies, agrumes) et les produits laitiers. des produits. 5. Aliments à indice glycémique élevé : Les aliments à indice glycémique élevé comprennent les céréales raffinées (pain blanc, riz blanc, céréales sucrées), les pommes de terre, les collations et desserts sucrés et les boissons sucrées. 6. Charge Glycémique (CG) : La charge glycémique prend en compte à la fois l'IG d'un aliment et la taille de la portion consommée. Il fournit une mesure plus précise de la manière dont un aliment particulier affecte la glycémie. Les aliments à faible GL ont un impact minime sur la glycémie. 7. Application pratique : Comprendre l'IG des aliments peut aider les gens à faire des choix alimentaires plus sains. Opter pour des aliments à faible indice glycémique peut aider à gérer la faim, à contrôler la glycémie et à réduire le risque de maladies chroniques telles que le diabète de type 2 et les maladies cardiaques. En résumé, l'indice glycémique est un outil précieux pour comprendre comment les différents glucides affectent la glycémie. En se concentrant sur la consommation d'aliments à faible IG et en modérant les aliments à IG élevé, les individus peuvent faire des choix éclairés pour soutenir leur santé et leur bien-être en général.

COMMENT LES ALIMENTS AFFECTENT LE NIVEAU DE SUCRE DANS LE SANG

L'indice glycémique (IG) est un système qui classe les glucides contenus dans les aliments en fonction de leur impact sur la glycémie après consommation. Il mesure la rapidité avec laquelle les glucides sont décomposés et absorbés dans la circulation sanguine, entraînant une augmentation du taux de glucose dans le sang (sucre). Voici comment fonctionne l'indice glycémique : 1. Système de notation : L'indice glycémique attribue une valeur numérique aux différents aliments contenant des glucides, généralement entre 0 et 100. Le glucose pur est utilisé comme point de référence et a une valeur IG de 100, ce qui représente la réponse glycémique la plus élevée possible. 2. Catégories : Les aliments sont classés en trois groupes principaux en fonction des valeurs de l'indice glycémique : IG faible (55 ou moins) IG moyen (56 à 69) IG élevé (70 ou plus)

3. Impact sur la glycémie : Les aliments ayant un indice glycémique élevé provoquent une augmentation rapide du taux de sucre dans le sang après leur consommation, suivie d'une baisse rapide. Ces aliments comprennent le pain blanc, le riz blanc, les collations sucrées et la plupart des aliments transformés. 4. Libération lente du glucose : En revanche, les aliments à faible indice glycémique entraînent une augmentation plus lente et plus progressive de la glycémie. Ces aliments sont généralement plus riches en fibres, en protéines et en graisses saines et comprennent les grains entiers, les légumineuses, les fruits et les légumes. 5. Facteurs qui influencent l'IG : Plusieurs facteurs peuvent influencer l'indice glycémique d'un aliment, notamment : Type de glucides : Les glucides simples sont généralement digérés plus rapidement que les glucides complexes. Teneur en fibres : les aliments riches en fibres ont tendance à avoir un indice glycémique plus faible, car les fibres ralentissent la digestion et l'absorption

des glucides. Méthodes de transformation et de cuisson :

La transformation et la cuisson peuvent affecter l'IG des aliments. Par exemple, trop cuire les pâtes peut augmenter leur IG. 6. Applications pratiques : Comprendre l'indice glycémique peut être utile pour gérer la glycémie, en particulier pour les personnes atteintes de diabète. En choisissant des aliments avec un indice glycémique plus faible, ils peuvent aider à stabiliser le taux de sucre dans le sang et à réduire le risque de résistance à l'insuline et de diabète de type 2. En résumé, l'indice glycémique fournit des informations sur la manière dont les différents glucides affectent le taux de sucre dans le sang. Il constitue un outil utile pour faire des choix alimentaires éclairés qui favorisent la santé et le bien-être en général, en particulier pour les personnes préoccupées par la régulation de la glycémie.

IMPACTS SUR LA SANTÉ

IMPACT SUR LA GESTION DU POIDS

Les aliments influencent la gestion du poids de diverses manières et leur impact dépend de la composition nutritionnelle et de la quantité consommée. Voici comment différents types d'aliments peuvent affecter la gestion du poids : 1. Riches en fibres et faible indice glycémique : Les aliments riches en fibres et avec un faible indice glycémique ont tendance à être plus rassasiants et à fournir de l'énergie plus progressivement. Cela peut aider à contrôler l'appétit et à réduire le risque de trop manger, contribuant ainsi à la perte de poids et au maintien d'un poids santé. 2. Riche en protéines : Les aliments riches en protéines, comme la viande maigre, le poisson, les œufs, les produits laitiers faibles en gras, les légumineuses et le tofu, peuvent favoriser la satiété et aider à préserver la masse musculaire pendant la perte de poids. Les protéines nécessitent également plus d'énergie pour être digérées que les glucides et les graisses. 3. Graisses saines : Les acides gras mono- et polyinsaturés, présents dans des aliments tels que les avocats, les noix, les graines, les huiles végétales et les poissons gras, peuvent contribuer à une sensation de satiété et favoriser la santé cardiométabolique. Il est toutefois important de les consommer avec modération car ils sont caloriques. 4. Aliments transformés et riches en sucre : Les aliments transformés, riches en sucres ajoutés, en graisses saturées et en sel, sont souvent riches en calories et moins rassasiants. Une consommation excessive de ces aliments peut contribuer à la prise de poids et augmenter le risque d'obésité et de maladies associées. 5. Portions et contrôle des calories : Quelle que soit la composition nutritionnelle, consommer des portions excessives de nourriture peut entraîner un excès de calories et une prise de poids. Le contrôle des portions et la connaissance de l'apport calorique sont essentiels pour maintenir ou perdre du poids sainement.

6. Bilan énergétique : La gestion du poids dépend du bilan énergétique, c'est-à-dire du rapport entre les calories consommées par l'alimentation et les calories brûlées par l'activité physique et le métabolisme de base. Pour perdre du poids, vous devez créer un déficit calorique en consommant moins de calories que vous n'en brûlez, tandis que maintenir votre poids nécessite un équilibre entre l'apport calorique et la consommation. En conclusion, une alimentation équilibrée et variée, riche en aliments complets, en fruits, en légumes, en protéines maigres et en graisses saines, combinée au contrôle des portions et à un mode de vie actif, peut favoriser une gestion du poids efficace et saine. Il est important d'adopter des habitudes alimentaires durables à long terme et de consulter un professionnel de santé pour un accompagnement personnalisé dans la gestion du poids.

INDEX GLYCÉMIQUE ET SANTÉ MÉTABOLIQUE

L'indice glycémique (IG) joue un rôle important dans la santé métabolique, influençant plusieurs aspects du métabolisme du glucose et de l'insuline dans l'organisme. Voici comment l'indice glycémique peut influencer la santé métabolique : 1. Contrôle de la glycémie : L'indice glycémique mesure la rapidité avec laquelle les glucides contenus dans les aliments augmentent le taux de sucre dans le sang. Les aliments à IG faible provoquent une augmentation plus progressive et contrôlée de la glycémie, tandis que ceux à IG élevé provoquent des pics de glycémie plus rapides et plus prononcés. Le maintien d'une glycémie stable est essentiel à la santé métabolique, en particulier pour les personnes atteintes de diabète ou risquant de le développer.

2. Sensibilité à l'insuline : La consommation d'aliments à faible indice glycémique peut améliorer la sensibilité à l'insuline, ce qui signifie que les cellules du corps répondent mieux à l'insuline produite par le pancréas. Une sensibilité accrue à l'insuline réduit le risque de développer une résistance à l'insuline et un diabète de type 2. 3. Gestion du poids : Choisir des aliments à faible IG peut favoriser la perte de poids et le maintien d'un poids santé. Les aliments à faible IG ont tendance à être plus rassasiants et à fournir une source d'énergie plus stable tout au long de la journée, réduisant ainsi le risque de trop manger et de grignotages malsains. 4. Contrôle de l'appétit : Les aliments à faible IG aident à contrôler l'appétit et les fringales, car ils procurent une sensation de satiété plus durable que les aliments à IG élevé. Cela peut contribuer à une meilleure gestion de l'apport calorique global et à la prévention de l'obésité. 5. Santé cardiovasculaire : La consommation d'aliments à faible IG peut améliorer les facteurs de risque cardiovasculaire, tels que

le taux de cholestérol LDL (« mauvais ») et les taux de triglycérides sanguins. Cela peut réduire le risque de maladie cardiaque et d'accident vasculaire cérébral. 6. Contrôle de l'énergie : les aliments à faible IG fournissent une libération d'énergie plus constante tout au long de la journée, évitant ainsi les pics et les baisses soudaines d'énergie. Cela peut améliorer l'humeur, la concentration et les performances cognitives. En résumé, adopter un régime alimentaire basé sur des aliments à faible indice glycémique peut avoir de nombreux avantages pour la santé métabolique, en aidant à maintenir une glycémie stable, à améliorer la sensibilité à l'insuline, à favoriser la perte de poids et à réduire le risque de maladies chroniques. L'incorporation d'une variété d'aliments entiers, de fruits, de légumes, de légumineuses et de protéines maigres peut aider à optimiser la santé métabolique et globale.

MISE EN PLACE DU RÉGIME À INDICE GLYCÉMIQUE

CHOISISSEZ DES ALIMENTS À FAIBLE INDICE GLYCÉMIQUE

C'est une étape importante pour maintenir la glycémie stable et promouvoir une bonne santé métabolique. Voici quelques exemples d'aliments à faible indice glycémique à inclure dans votre alimentation : 1. Légumes non féculents : Épinards, brocoli, chou-fleur, carottes, courgettes, tomates, poivrons, concombres, laitue, asperges, roquette. 2. Fruits frais : Pommes, poires, fraises, myrtilles, framboises, pêches, abricots, oranges, kiwis, prunes, cerises. 3. Céréales entières : Quinoa, épeautre, boulgour, orge, sarrasin, riz brun, avoine, céréales complètes. 4. Légumineuses : Lentilles, haricots noirs, haricots cannellini, pois chiches, petits pois, haricots rouges, haricots borlotti.

5. Protéines maigres : Poulet sans peau, dinde, poisson (saumon, thon, truite, sole), œufs, tofu, tempeh. 6. Noix et graines : Amandes, noix, noisettes, graines de chia, graines de lin, graines de tournesol, graines de citrouille. 7. Produits laitiers faibles en gras : yaourt grec naturel, lait écrémé ou faible en gras, fromage à la crème faible en gras. 8. Graphiques sains : huile d'olive extra vierge, huile de noix de coco, huile de lin, avocat, noix, graines. 9. Épices et herbes aromatiques : Curcuma, gingembre, poivre noir, persil, basilic, origan, romarin, thym. 10. Aliments à grains entiers : Pain complet, pâtes complètes, riz brun, épeautre, sarrasin, boulgour. L'inclusion d'une variété de ces aliments dans votre alimentation quotidienne peut aider à maintenir une glycémie stable, favoriser une sensation de satiété et fournir des nutriments essentiels à une bonne santé globale. N'oubliez pas de combiner les aliments de manière équilibrée et de faire attention aux portions pour tirer le meilleur parti de votre alimentation.

CRÉER DES REPAS ÉQUILIBRÉS

consiste à combiner une variété d'aliments qui fournissent tous les nutriments essentiels dont l'organisme a besoin pour fonctionner de manière optimale. Voici quelques conseils pour créer des repas équilibrés : 1. Incluez une source de protéines : Viande maigre (poulet, dinde, poisson), œufs, produits laitiers faibles en gras (yaourt grec, lait écrémé), légumineuses (lentilles, haricots, pois chiches), tofu ou tempeh. 2. Ajoutez des glucides complexes : Céréales complètes (riz complet, quinoa, épeautre, orge), pain complet, pâtes complètes, patates douces, légumineuses, féculents (pommes de terre, maïs, pois). 3. Incorporer une variété de légumes : Légumes-feuilles foncés (épinards, chou frisé, roquette), légumes crucifères (brocoli, chou-fleur, chou), carottes, poivrons, tomates, concombres, courgettes, aubergines, etc.

4. Ajoutez des graisses saines : Avocat, huiles végétales non raffinées (huile d'olive extra vierge, huile de coco), noix, graines, beurres de noix, poissons gras (saumon, sardines). 5. Comprend les sources de fibres : grains entiers, légumineuses, légumes, fruits frais avec peau, noix et graines. 6. Limitez les sucres ajoutés et les aliments transformés : Réduisez votre consommation d'aliments riches en sucres ajoutés, comme les sucreries, les boissons sucrées, les collations emballées et les aliments transformés. 7. Équilibrez vos portions : Gardez les portions de chaque groupe alimentaire équilibrées. Par exemple, la moitié de votre assiette peut être composée de légumes, un quart de protéines et un quart de glucides complexes. 8. Hydratation : Buvez beaucoup d'eau tout au long de la journée. Évitez les boissons sucrées et les boissons gazeuses.

9. Soyez prudent avec les préparations culinaires : Optez pour des méthodes de cuisson saines comme la cuisson à la vapeur, au grill, au four ou à la poêle plutôt que de frire ou de cuisiner avec un excès de graisse ajoutée. 10. Planifiez à l'avance : Préparez les repas à l'avance autant que possible pour éviter les choix alimentaires malsains tout au long de la journée. En suivant ces conseils, vous pourrez créer des repas équilibrés qui fourniront à votre corps l'énergie et les nutriments dont il a besoin pour fonctionner au mieux. N'oubliez pas d'écouter votre corps et d'adapter les portions et les choix alimentaires à vos besoins individuels et à vos objectifs de santé.

STRATÉGIES DE PLANIFICATION DES REPAS

La planification des repas est une stratégie efficace pour adopter de saines habitudes alimentaires et mieux gérer votre temps et vos ressources culinaires. Voici quelques stratégies de planification des repas qui peuvent vous aider : 1. Fixez un jour fixe pour la planification des repas : Choisissez un jour fixe de la semaine pour planifier les repas de la semaine prochaine. Cela vous permettra de mieux vous organiser et de magasiner en fonction des ingrédients nécessaires. 2. Créez un menu hebdomadaire : Préparez un menu hebdomadaire comprenant les petits-déjeuners, les déjeuners, les dîners et les collations. Assurez-vous d'inclure une variété d'aliments et de plats pour équilibrer l'alimentation. 3. Tenez compte des besoins et des préférences : Tenez compte des besoins alimentaires, des préférences alimentaires et des horaires chargés de votre famille lors de la planification des repas.

Essayez d'inclure des aliments que tout le monde apprécie et qui répondent aux besoins nutritionnels de tous les membres de la famille. 4. Utilisez les restes : Planifiez vos repas de manière à pouvoir utiliser les ingrédients restants déjà présents dans le réfrigérateur et le garde-manger. Cela réduira les déchets et vous aidera à économiser du temps et de l'argent. 5. Préparez des repas par lots : préparez des portions supplémentaires d'aliments qui se conservent bien et peuvent être consommés plusieurs fois au cours de la semaine, comme des soupes, des ragoûts, du chili, des salades, etc. 6. Faites une liste de courses : Une fois que vous avez planifié vos repas, créez une liste de courses détaillée avec tous les ingrédients nécessaires. De cette façon, vous éviterez d'oublier quelque chose et d'acheter des aliments inutiles. 7. Choisissez des recettes simples et rapides : Optez pour des recettes simples et rapides pendant les jours les plus chargés de la semaine. Vous pouvez gagner du temps en préparant des repas nécessitant peu d'ingrédients et peu de temps de préparation.

8. Variété et équilibre : Assurez-vous d'inclure une variété d'aliments et de nutriments dans vos repas planifiés, en équilibrant les protéines, les glucides complexes, les graisses saines, les fibres, les vitamines et les minéraux. 9. Flexibilité : Soyez flexible dans la planification des repas et adaptez le menu en fonction des événements inattendus et des changements d'agenda. 10. Préparez-vous à l'avance : Dans la mesure du possible, préparez les ingrédients à l'avance ou préparez les repas principaux à l'avance et conservez-les au réfrigérateur ou au congélateur pour un accès rapide tout au long de la semaine. La planification des repas demande du temps et de l'organisation dès le départ, mais elle peut rendre la gestion nutritionnelle plus efficace et favoriser des choix alimentaires plus sains et plus équilibrés à long terme.

CONSEILS PRATIQUES POUR RÉUSSIR

ACHETEZ DES ALIMENTS À FAIBLE INDICE GLYCÉMIQUE

L'achat d'aliments à faible indice glycémique peut être une stratégie utile pour promouvoir la santé métabolique et maintenir la glycémie stable. Voici quelques conseils pour sélectionner des aliments à faible IG lors de vos achats : 1. Préférez les grains entiers : choisissez du pain de blé entier, des pâtes de blé entier, du riz brun, du quinoa, de l'épeautre et d'autres grains entiers plutôt que leurs homologues raffinés à IG élevé. 2. Optez pour les légumineuses : Achetez une variété de légumineuses comme des lentilles, des haricots, des pois chiches et des pois.

3. Incluez beaucoup de légumes : Remplissez votre panier d'épicerie d'une variété de légumes frais, notamment du brocoli, des épinards, du chou, des carottes, des courgettes, des tomates et des poivrons. Les légumes non féculents ont généralement un faible indice glycémique et sont riches en fibres et en nutriments. 4. Choisissez des fruits frais : Optez pour des fruits frais à faible indice glycémique comme les pommes, les poires, les fraises, les myrtilles, les framboises, les cerises, les oranges et les kiwis. Évitez les variétés de fruits trop mûrs ou trop sucrés. 5. Lisez les étiquettes des aliments : vérifiez les étiquettes des aliments pour les produits à faible teneur en sucres ajoutés et aux ingrédients raffinés. Évitez les aliments emballés et les collations riches en sucre et en glucides raffinés. 6. Limitez les aliments transformés : minimisez votre consommation d'aliments transformés tels que les biscuits, les sucreries, les collations et les aliments emballés, qui contiennent souvent des sucres ajoutés et d'autres ingrédients à indice glycémique élevé.

7. Achetez des sources de protéines maigres : Choisissez des viandes maigres comme le poulet, la dinde, le poisson et les œufs, ainsi que des produits laitiers faibles en gras comme le yogourt grec et le fromage faible en gras. 8. Complétez avec des graisses saines : Achetez des graisses saines comme des avocats, des noix, des graines, de l'huile d'olive extra vierge et de l'huile de noix de coco pour ajouter de la saveur et des nutriments aux repas. 9. Planifiez soigneusement : Faites une liste de courses en fonction des repas que vous avez prévus pour la semaine afin d'éviter les achats impulsifs et de vous concentrer sur les aliments à faible indice glycémique. 10. Faites des choix conscients : Choisir des aliments à faible IG ne consiste pas à vous limiter à quelques aliments, mais plutôt à accroître la variété et l'équilibre de votre alimentation pour favoriser la santé métabolique et le bien-être général.

CONSEILS POUR CUISINER ET PRÉPARER LES ALIMENTS

Voici quelques conseils utiles pour cuisiner et préparer les aliments de manière saine et savoureuse : 1. Privilégiez les méthodes de cuisson légères : Privilégiez les méthodes de cuisson légères comme la cuisson à la vapeur, au grill, au four, dans une poêle antiadhésive ou dans du papier aluminium. Ces méthodes réduisent l'utilisation de graisses ajoutées et préservent la saveur naturelle des aliments. 2. Limitez l'utilisation de graisses saturées : Réduisez l'utilisation de graisses saturées comme le beurre et la margarine et préférez les graisses saines comme l'huile d'olive extra vierge, l'huile de coco, l'huile de tournesol et l'huile de lin. 3. Expérimentez avec des herbes et des épices : utilisez une variété d'herbes et d'épices fraîches pour ajouter de la saveur à vos plats sans ajouter de sel ou d'assaisonnements riches en sodium. Essayez le basilic, le persil, l'origan, le romarin, le thym, le poivre noir, le curcuma, le gingembre, le paprika et la cannelle.

4. Ajoutez beaucoup de légumes : Augmentez la quantité de légumes dans vos plats en ajoutant une variété de couleurs et de saveurs. Les légumes ajoutent non seulement des fibres et des nutriments essentiels, mais ils contribuent également à rendre les repas plus copieux et plus nourrissants. 5. Choisissez des ingrédients frais et de saison : Optez autant que possible pour des ingrédients frais, de saison et locaux. Les ingrédients frais offrent la meilleure saveur et la meilleure valeur nutritionnelle. 6. Réduisez l'utilisation de sucres ajoutés : Limitez l'utilisation de sucres ajoutés dans vos plats. Utilisez des alternatives naturelles au sucre comme le miel, le sirop d'érable ou la stévia pour sucrer les recettes. 7. Équilibrer les saveurs : Expérimentez avec une variété de saveurs contrastées et complémentaires dans vos plats. Équilibrez le sucré avec l'amer, l'acide avec le sucré et l'épicé avec le crémeux pour créer des plats équilibrés et satisfaisants.

8. Préparer des repas par lots : Passez du temps à préparer des repas par lots le week-end ou lorsque vous avez plus de temps libre. Vous pouvez cuisiner de grandes quantités d'aliments et les conserver pour avoir des plats prêts à réchauffer tout au long de la semaine. 9. Soyez créatif : Expérimentez avec de nouvelles recettes, ingrédients et combinaisons de saveurs pour faire de la cuisine une expérience amusante et inspirante. 10. Profitez du processus : Préparer la nourriture peut être un moment relaxant et satisfaisant. Profitez du temps passé en cuisine pour vous connecter avec la nourriture et avec ceux qui la partageront avec vous. En suivant ces conseils, vous pourrez préparer des repas délicieux et nutritifs qui contribueront à votre bien-être et à celui de vos proches.

MANGER AU SORTI EN SUIVANT UN RÉGIME FAIBLE GLYCÉMIQUE

régime à faible indice glycémique peut être un défi, mais vous pouvez faire des choix alimentaires conscients pour maintenir votre glycémie stable. Voici quelques conseils pour manger au restaurant en fonction de votre indice glycémique : 1. Choisissez des restaurants proposant des options saines : Recherchez des restaurants qui proposent des options de menu saines et équilibrées, telles que des salades fraîches, des plats de poisson ou de viande maigre et des accompagnements de légumes. 2. Lisez attentivement le menu : Avant de commander, prenez le temps de lire attentivement le menu et recherchez des plats contenant des protéines maigres, des glucides complexes et des légumes. Évitez les plats frits, les sandwichs et les aliments riches en sucres ajoutés. 3. Posez des questions au personnel : N'hésitez pas à poser des questions au personnel du restaurant sur les ingrédients et les méthodes de préparation des plats. Demandez si vous pouvez apporter des modifications au plat pour le rendre plus adapté à votre régime alimentaire à faible indice glycémique. 4. Choisissez des portions modérées : essayez d'éviter les portions trop grandes et essayez de garder des portions modérées. Si l'assiette est trop grande, pensez à diviser la portion ou à rapporter les restes à la maison pour un repas ultérieur. 5. Évitez les boissons sucrées : Limitez la consommation de boissons sucrées comme les sodas, les jus de fruits et les cocktails sucrés. Optez pour de l'eau, des thés non sucrés ou des boissons aux herbes pour réduire votre consommation de sucre ajouté. 6. Soyez prudent avec les sauces et les conditions : De nombreuses sauces et condiments peuvent contenir des sucres ajoutés et des glucides raffinés. Choisissez des sauces légères ou demandez à ce que les sauces soient servies à part afin de pouvoir contrôler la quantité que vous utilisez. 7. Commandez des entrées et des accompagnements : Si vous ne trouvez pas d'options principales qui correspondent à votre alimentation, envisagez de commander une variété d'entrées ou d'accompagnements qui suivent les principes du régime à faible indice glycémique. 8. Soyez conscient des combinaisons alimentaires : essayez d'équilibrer les repas avec une combinaison de protéines, de glucides complexes et de graisses saines pour maintenir une glycémie stable et favoriser une sensation de satiété. 9. Évitez les aliments riches en glucides simples : Limitez la consommation d'aliments à indice glycémique élevé comme le pain blanc, le riz blanc, les frites et les sucreries riches en sucre. 10. Bon appétit : Manger au restaurant devrait être une expérience agréable. Essayez de vous concentrer sur le plaisir du repas et de la compagnie plutôt que sur le stress lié au choix des aliments. Avec un peu de planification et de sensibilisation, vous pouvez maintenir un régime à faible indice glycémique même lorsque vous mangez au restaurant.

GÉRER LES DÉFIS SURMONTER LES OBSTACLES COURANTS

Surmonter les obstacles courants liés à l'alimentation et maintenir un mode de vie sain peut nécessiter engagement et sensibilisation. Voici quelques conseils pour relever certains défis courants : 1. Manque de temps : Organisez votre temps pour inclure la préparation des repas et l'activité physique dans votre routine quotidienne. Planifiez vos repas de la semaine à l'avance et recherchez des recettes rapides et saines qui correspondent à votre style de vie. 2. Socialisation et pressions externes : Communiquez ouvertement avec vos amis et votre famille au sujet de vos objectifs en matière de santé afin qu'ils puissent vous soutenir. Choisissez des restaurants qui proposent des options saines et faites des choix conscients lorsque vous êtes invité à des événements sociaux.

3. Stress et émotivité : trouvez des moyens sains de gérer le stress, comme la méditation, le yoga, l'activité physique ou la thérapie. Essayez d'identifier vos déclencheurs émotionnels et développez des stratégies alternatives pour y faire face sans recourir à la nourriture. 4. Satiété et faim : Maintenez la satiété en choisissant des aliments riches en fibres, en protéines et en graisses saines qui vous aident à vous sentir rassasié plus longtemps. Évitez de vous laisser affamer et prévoyez des collations saines pour éviter de trop manger pendant les repas principaux. 5. Manque de motivation : Trouver une raison personnelle et significative d'adopter un mode de vie sain. Il peut s'agir d'améliorer la santé, d'augmenter l'énergie ou d'atteindre un objectif spécifique. Maintenez la motivation avec de petits succès et des récompenses non alimentaires. 6. Manque de connaissances : Renseignez-vous sur les options alimentaires saines et apprenez à lire les étiquettes des aliments pour faire des choix éclairés.

Consultez un professionnel de la santé, comme un nutritionniste ou un diététicien, pour obtenir des conseils et un accompagnement personnalisés. 7. Rechutes et erreurs : acceptez que des rechutes peuvent survenir et qu'elles font partie du cheminement vers l'auto-amélioration. Ne vous punissez pas pour vos erreurs, mais apprenez-en et reprenez immédiatement votre routine saine. 8. Résistance au changement : apportez de petits changements progressifs plutôt que d'essayer de transformer radicalement votre vie du jour au lendemain. Soyez gentil avec vous-même et reconnaissez vos réussites, même les plus petites. S'attaquer à ces obstacles demande du temps, de la patience et des efforts constants, mais avec de la détermination et un soutien approprié, vous pouvez les surmonter et atteindre vos objectifs de santé à long terme.

ADAPTEZ VOTRE ALIMENTATION AUX DIFFÉRENTS MODES DE VIE

Adapter son alimentation aux différents modes de vie est essentiel pour garantir qu'elle soit durable et adaptée aux besoins de chacun. Voici quelques conseils pour adapter votre alimentation aux différents modes de vie : 1. Mode de vie actif : Si vous êtes une personne active ou si vous pratiquez régulièrement une activité physique, assurez-vous d'inclure suffisamment de glucides complexes dans votre alimentation pour fournir de l'énergie et soutenir votre activité physique. Les protéines maigres et les graisses saines devraient faire partie intégrante de vos repas pour la réparation et la récupération musculaire. 2. Mode de vie sédentaire : Si vous menez une vie plus sédentaire, veillez à surveiller attentivement la quantité de calories que vous consommez et à ne pas abuser de grandes portions. Concentrez-vous sur les aliments entiers, les

aliments riches en fibres et en nutriments pour maintenir la santé métabolique et gérer le poids. 3. Travail exigeant : Si vous avez un travail qui nécessite un effort physique ou mental, assurez-vous de planifier des repas qui vous donnent l'énergie et la concentration dont vous avez besoin tout au long de la journée. Optez pour des repas équilibrés comprenant des protéines, des glucides complexes et des graisses saines. 4. Voyages fréquents : Si vous voyagez fréquemment pour le travail ou le plaisir, planifiez vos repas à l'avance et recherchez des options saines dans les restaurants ou les aéroports. Apportez des collations saines comme des fruits secs, des barres protéinées maison ou des légumes coupés pour éviter de devoir faire des choix alimentaires malsains en cas de faim soudaine. 5. Horaires irréguliers : Si vos heures de repas sont irrégulières en raison du travail ou d'autres engagements, essayez de maintenir la cohérence dans vos choix alimentaires. Faites le plein d'aliments sains qui peuvent être consommés rapidement lorsque vous êtes en déplacement et planifiez des repas équilibrés lorsque vous avez plus de temps libre.

6. Contraintes budgétaires : Si vous avez des contraintes budgétaires, planifiez des repas peu coûteux mais nutritifs en utilisant des ingrédients peu coûteux comme des légumineuses, des grains entiers, des légumes de saison et des protéines maigres comme les œufs et le poulet. **7. Régime végétarien ou végétalien :** Si vous suivez un régime végétarien ou végétalien, assurez-vous d'obtenir suffisamment de protéines provenant de sources végétales comme les légumineuses, le tofu, le tempeh, le quinoa et les graines. Attention à compléter votre alimentation avec des vitamines et minéraux essentiels comme la vitamine B12, le fer et le calcium. **8. Intolérances ou allergies alimentaires :** Si vous souffrez d'intolérances ou d'allergies alimentaires, adaptez votre alimentation en évitant les aliments qui déclenchent une réaction allergique ou un inconfort digestif. Recherchez des alternatives nutritives et savoureuses pour remplacer les aliments que vous devez éliminer de votre alimentation. De plus, il est important d'être flexible et d'adapter votre alimentation en fonction de vos besoins et préférences personnels. Écoutez votre corps et effectuez les ajustements nécessaires pour vous assurer que votre alimentation soutient votre style de vie et votre bien-être général. 4. Trouvez du soutien : recherchez le soutien d'amis, de membres de votre famille ou de groupes de soutien qui partagent vos objectifs en matière de santé. Partager les défis et les réussites avec les autres peut rendre le voyage plus facile à gérer et plus motivant. 5. Faites du bien-être une priorité : N'oubliez pas qu'il est important de prendre soin de soi. Prévoyez du temps chaque jour pour faire de l'exercice, vous détendre, bien dormir et nourrir votre corps avec des aliments nutritifs. 6. Visualisez votre réussite : Imaginez-vous atteindre vos objectifs de santé. Visualisez ce que vous ressentirez et ce que vous ferez lorsque vous atteindrez vos objectifs. Cela peut vous aider à rester motivé et concentré sur votre chemin. 7. Soyez flexible : La vie est pleine d'événements et d'obstacles inattendus. Soyez flexible dans vos approches et adaptez votre stratégie si nécessaire. N'ayez pas peur d'apporter des modifications à votre plan s'il ne fonctionne pas comme prévu.

8. Rappelez-vous votre « pourquoi » : Gardez toujours à l'esprit pourquoi vous avez commencé ce voyage vers une vie plus saine. Ce « pourquoi » peut vous donner la motivation dont vous avez besoin pour surmonter les défis et continuer à progresser. Avec de la détermination, de l'engagement et un état d'esprit positif, vous êtes sur la bonne voie pour continuer à réussir votre régime à indice glycémique et à améliorer votre santé et votre bien-être en général.

INFORMATIONS COMPLÉMENTAIRES SUR L'INDEX GLYCÉMIQUE

Voici quelques informations supplémentaires sur l'indice glycémique (IG) qui peuvent être utiles : 1. Définition de l'indice glycémique : L'indice glycémique est une échelle qui mesure la rapidité avec laquelle un aliment contenant des glucides augmente la glycémie par rapport à une référence alimentaire, généralement le glucose. ou du pain blanc. Les aliments sont classés selon leur IG : faible, moyen ou élevé. 2. Facteurs qui influencent l'indice glycémique : Divers facteurs peuvent influencer l'IG d'un aliment, notamment la composition chimique, la présence de fibres, la manipulation et la cuisson des aliments, la combinaison d'aliments dans un repas et la maturation des fruits. 3. Aliments à IG élevé : Les aliments à IG élevé provoquent une augmentation rapide du taux de sucre dans le sang.

Il s'agit notamment d'aliments tels que le pain blanc, les sucreries, les boissons sucrées, les chips et les céréales raffinées. 4. Aliments à faible IG : Les aliments à faible IG produisent une augmentation progressive du taux de sucre dans le sang. Ceux-ci comprennent les fruits et légumes non féculents, les légumineuses, les grains entiers, les produits laitiers faibles en gras et certaines sources de protéines. 5. Importance de l'indice glycémique dans l'alimentation : La gestion de l'IG des aliments consommés peut être utile pour contrôler la glycémie, maintenir la sensation de satiété plus longtemps, réduire le risque de développer un diabète de type 2 et contribuer à la perte de poids. 6. Glycémie postprandiale : La glycémie postprandiale est le taux de sucre dans le sang après un repas. Réduire l'IG des aliments consommés peut aider à maintenir la glycémie postprandiale dans des limites acceptables, ce qui est important pour la santé métabolique et la prévention des maladies chroniques.

7. Planification des repas : Planifier les repas en tenant compte de l'IG des aliments peut aider à créer des repas plus équilibrés et plus sains. La combinaison d'aliments à faible IG avec des protéines maigres, des graisses saines et des fibres peut aider à maintenir une glycémie stable et à favoriser une meilleure santé globale. 8. Surveillance de l'indice glycémique : Vous pouvez trouver des tableaux et des bases de données en ligne qui fournissent des informations sur l'IG des aliments. Ces ressources peuvent être utiles pour planifier les repas et faire des choix alimentaires plus éclairés. Comprendre l'IG des aliments et comment il affecte la santé métabolique peut être un élément important d'une alimentation saine et équilibrée. L'incorporation d'aliments à faible IG dans votre alimentation quotidienne peut contribuer à améliorer le bien-être général et à prévenir les affections liées à l'hyperglycémie.

QU'EST-CE QUE LE RÉGIME À INDICE GLYCÉMIQUE

Le Régime à Index Glycémique est une approche diététique qui repose sur la notion d'index glycémique (IG). L'indice glycémique mesure la rapidité avec laquelle un aliment augmente le taux de sucre dans le sang après avoir été consommé. Les aliments à indice glycémique élevé provoquent une augmentation rapide de la glycémie, tandis que ceux à indice glycémique faible provoquent une augmentation plus progressive et contrôlée de la glycémie. L'objectif du régime à indice glycémique est de choisir des aliments à IG plus faible pour stabiliser la glycémie, contrôler l'appétit et favoriser une plus grande sensation de satiété. De plus, ce régime peut aider à améliorer la sensibilité à l'insuline et à gérer le poids corporel.

Les aliments à faible IG comprennent les légumes non féculents, les légumineuses, les grains entiers, les fruits frais, les produits laitiers faibles en gras et les protéines maigres. En revanche, les aliments à indice glycémique élevé comprennent les sucres raffinés, le pain blanc, le riz blanc, les pommes de terre et les collations sucrées. Le régime à index glycémique encourage la consommation d'aliments entiers et non transformés, favorisant une alimentation riche en fibres, vitamines et minéraux. De plus, il favorise le contrôle des portions et l'équilibre global de l'alimentation. Cette approche diététique peut être particulièrement utile pour les personnes atteintes de diabète de type 2, car elle peut contribuer à améliorer le contrôle glycémique. Il est toutefois important de consulter un professionnel de la santé avant d'adopter un quelconque régime, surtout si vous avez des pathologies préexistantes.

LES BIENFAITS DU RÉGIME

Le régime à indice glycémique offre plusieurs avantages pour la santé : 1. Contrôle du poids : les aliments à faible indice glycémique ont tendance à produire une sensation de satiété plus durable, réduisant ainsi la faim et le désir de collations malsaines entre les repas. Cela peut aider au contrôle du poids et à la gestion de l'appétit. 2. Stabilisation de la glycémie : L'adoption d'un régime à faible indice glycémique peut aider à maintenir la glycémie plus stable tout au long de la journée, réduisant ainsi le risque de pics glycémiques et d'hypoglycémie réactive. 3. Meilleur contrôle de l'insuline : Un régime à faible indice glycémique peut améliorer la sensibilité à l'insuline et réduire la résistance à l'insuline, aidant ainsi à prévenir ou à gérer le diabète de type 2.

4. Promouvoir la santé cardiométabolique : En réduisant la consommation d'aliments à indice glycémique élevé, le régime alimentaire peut contribuer à améliorer le taux de cholestérol sanguin, à réduire le risque de maladies cardiovasculaires et à améliorer la santé cardiaque globale. 5. Meilleure gestion de l'énergie : les aliments à faible indice glycémique fournissent une source d'énergie plus stable et plus durable que les aliments à indice glycémique élevé, aidant à maintenir un niveau d'énergie constant tout au long de la journée. 6. Promouvoir une alimentation équilibrée : Le régime à indice glycémique favorise la consommation d'aliments entiers, de fruits, de légumes, de grains entiers et de protéines maigres, favorisant ainsi une alimentation équilibrée et riche en nutriments. 7. Contrôle de l'appétit : Les aliments à faible indice glycémique ont tendance à être plus rassasiants, ce qui peut aider à réduire la quantité globale de nourriture consommée et à éviter de trop manger.

8. Amélioration de la santé digestive : Les aliments à faible indice glycémique sont souvent riches en fibres, ce qui peut favoriser la santé digestive, améliorer la régularité intestinale et réduire le risque de maladies digestives. Adopter le régime à index glycémique peut contribuer à améliorer l'état de santé général et à prévenir une série de pathologies liées à l'alimentation et au mode de vie. Cependant, il est important de se rappeler qu'une alimentation équilibrée et un mode de vie sain sont essentiels pour obtenir un maximum de bienfaits pour la santé.

RECETTES D'ENTRÉES

BRUSCHETTAS ENTIÈRES AUX TOMATES ET BASILIC FRAIS

Temps de préparation : 10 minutes

Temps de cuisson : 5 minutes

Doses pour 4 personnes :

Ingrédients

Pain complet : 400g

Tomates cerises : 250g

Basilic frais : 30g

Ail : 2 gousses

Huile d'olive extra vierge : 60 ml

Sel et poivre au goût

Préparation:

Coupez le pain complet en tranches et faites-le griller légèrement. Coupez les tomates cerises en deux et hachez le basilic frais. Épluchez les gousses d'ail et frottez-les sur les tranches de pain grillé. Répartir les tomates cerises et le basilic sur les tranches de pain. Assaisonner avec de l'huile d'olive extra vierge, du sel et du poivre. Sers immédiatement. Valeurs nutritionnelles (par portion) : Calories : 220 kcal Protéines : 6g Lipides : 8g Glucides : 30g Fibres : 5g Sucres : 4g Sodium : 300mg.

CROUTTONS DE PAIN ENTIER AU PÂTÉ D'OLIVES NOIRES

Temps de préparation : 15 minutes

Temps de cuisson : 0 minute

Doses pour 4 personnes :

Ingrédients:

Pain complet : 300g

Olives noires dénoyautées : 150g

Anchois à l'huile : 50g

Câpres : 30g

Huile d'olive extra vierge : 60 ml

Jus de citron : 1 cuillère à soupe

Poivre noir moulu au goût

Préparation:

Coupez le pain complet en tranches et faites-les légèrement griller. Dans le mixeur, mélanger les olives noires, les anchois, les câpres, l'huile d'olive extra vierge et le jus de citron. Mixez jusqu'à obtenir une consistance crémeuse. Étalez le pâté obtenu sur les tranches de pain grillées. Ajoutez du poivre noir moulu au goût. Servir en entrée ou en collation. Ces délicieuses recettes sont parfaites pour une expérience culinaire saine et savoureuse ! Valeurs nutritionnelles (par portion) : Calories : 180 kcal Protéines : 4g Lipides : 10g Glucides : 15g Fibres : 3g Sucres : 1g Sodium : 350mg.

SALADE CAPRESE AVEC MOZZARELLA LÉGÈRE E TOMATES CERISES

Temps de préparation : 10 minutes

Temps de cuisson : 0 minute

Doses pour 4 personnes :

Ingrédients

Mozzarella légère : 200g

Tomates cerises : 300g

Basilic frais : 20g

Huile d'olive extra vierge : 30 ml

Vinaigre balsamique : 15 ml

Sel et poivre au goût

Préparation:

Coupez la mozzarella légère en fines tranches et les tomates cerises en deux. Disposez alternativement les tranches de mozzarella et les tomates cerises sur une assiette de service. Ajoutez des feuilles de basilic frais entre les couches. Assaisonner avec de l'huile d'olive extra vierge, du vinaigre balsamique, du sel et du poivre. Servir frais. 7. Valeurs nutritionnelles (par portion approximative) : Calories : 120 kcal Protéines : 8g Lipides : 7g Glucides : 5g Fibres : 1g Sucres : 3g Sodium : 250mg

JAMBON CRU AVEC TRANCHES DE MELON

Temps de préparation : 5 minutes

Temps de cuisson : 0 minute

Doses pour 4 personnes :

Ingrédients:

Jambon cru : 150g

Melons : 400g

Préparation:

Coupez le melon en tranches et retirez les graines. Enroulez chaque tranche de melon avec une tranche de jambon cru. Disposez les rouleaux sur une assiette de service. Servir frais. 7. Valeurs nutritionnelles (par portion approximative) : Calories : 90 kcal Protéines : 6g Lipides : 3g Glucides : 10g Fibres : 1g Sucres : 10g Sodium : 450mg.

CARPACCIO DE COURGETTES AU FROMAGE SKYNNY ET HUILE D'OLIVE EXTRA VIERGE

Temps de préparation : 15 minutes

Temps de cuisson : 0 minute

Doses pour 4 personnes :

Ingrédients:

Courgettes : 300g

Fromage allégé en tranches : 150g

Huile d'olive extra vierge : 30 ml

Jus de citron : 15 ml

Sel et poivre au goût

Préparation:

Coupez les courgettes en fines tranches avec une mandoline ou un couteau bien aiguisé. Disposez les tranches de courgettes sur une assiette de service. Ajoutez les tranches de fromage faible en gras sur les courgettes. Assaisonner avec de l'huile d'olive extra vierge, du jus de citron, du sel et du poivre. Servir frais. Valeurs nutritionnelles : (par portion) : Calories : 120 kcal Protéines : 8g Lipides : 9g Glucides : 4g Fibres : 2g Sucres : 2g Sodium : 250mg.

SALADE DE FRUITS DE MER AUX CREVETTES ET AVOCAT

Temps de préparation : 10 minutes

Temps de cuisson : 5 minutes

(pour cuire les crevettes)

Doses pour 4 personnes :

Ingrédients:

Crevettes décortiquées : 250g

Avocat mûr : 2

Laitue mélangée : 200g

Tomates cerises : 150g

Jus de citron : 30 ml

Huile d'olive extra vierge : 30 ml

Sel et poivre au goût

Préparation:

Cuire les crevettes dans l'eau bouillante salée pendant environ 3/5 minutes, jusqu'à ce qu'elles deviennent roses et opaques. Égouttez-les et laissez-les refroidir. Coupez les avocats en cubes et les tomates cerises en deux. Disposez la laitue mélangée sur une assiette de service. Ajouter les avocats, les tomates cerises et les crevettes sur la laitue. Assaisonner avec du jus de citron, de l'huile d'olive extra vierge, du sel et du poivre. Sers immédiatement. Assurez-vous d'ajuster les quantités d'ingrédients en fonction de vos préférences et de vos besoins alimentaires. Valeurs nutritionnelles : (par portion) : Calories : 180 kcal Protéines : 10g Lipides : 12g Glucides : 10g Fibres : 6g Sucres : 2g Sodium : 350mg.

ROULEAUX D'AUBERGINES GRILLÉES À LA RICOTTA LÉGÈRE

Temps de préparation : 20 minutes

Temps de cuisson : 15 minutes

Doses pour 4 personnes :

Ingrédients:

Aubergines : 2 grosses (environ 400g)

Ricotta légère : 200g

Tomates séchées à l'huile : 50g

Fromage léger râpé : 30g

Basilic frais : 20g

Huile d'olive extra vierge : 30 ml

Sel et poivre au goût

Préparation:

Coupez les aubergines dans le sens de la longueur, badigeonnez-les d'huile et faites-les griller jusqu'à ce qu'elles soient tendres. Dans un bol, mélangez la ricotta avec les tomates séchées hachées, le fromage râpé, le basilic haché, le sel et le poivre. Répartissez le mélange de ricotta sur les tranches d'aubergines et roulez-les. Fixez les rouleaux avec des cure-dents et faites griller quelques minutes. Servir chaud. Valeurs nutritionnelles (par portion) : Calories : 180 kcal Protéines : 8g Lipides : 10g Glucides : 15g Fibres : 5g Sucres : 3g Sodium : 300mg

SOUPE DE CITROUILLE AVEC CROUTTONS ENTIERS AU ROMARIN

Temps de préparation : 20 minutes 3.

Temps de cuisson : 30 minutes 4.

Doses pour 4 personnes : 5.

Ingrédients:

Citrouille : 1 kg

Oignon : 1 gros (environ 150g)

Pommes de terre : 2 moyennes (environ 300g)

Bouillon de légumes : 1 litre

Huile d'olive extra vierge : 30 ml

Sel et poivre au goût

Pain complet : 200g

Romarin frais : 10g

Préparation:

Coupez le potiron, les pommes de terre et l'oignon en gros morceaux. Dans une poêle, faites revenir l'oignon dans l'huile d'olive jusqu'à ce qu'il soit doré, puis ajoutez le potiron et les pommes de terre. Couvrir de bouillon de légumes et cuire jusqu'à ce que les légumes soient tendres. Mixez le tout jusqu'à obtenir une crème onctueuse, salez et poivrez. Pour les croûtons : coupez le pain en tranches, badigeonnez d'huile d'olive, saupoudrez de romarin haché et enfournez jusqu'à ce qu'il soit doré. Servir la crème avec des croûtons chauds. Assurez-vous d'ajuster les quantités d'ingrédients en fonction de vos préférences et de vos besoins alimentaires. Valeurs nutritionnelles (par portion) Calories : 120 kcal Protéines : 3g Lipides : 4g Glucides : 20g Fibres : 5g Sucres : 5g Sodium : 300mg.

BEIGNETS DE FARINE DE COURGETTES ET POIS CHICHES

Temps de préparation : 15 minutes

Temps de cuisson : 10 minutes

Doses pour 4 personnes :

Ingrédients:

Courgettes : 400g

Farine de pois chiches : 150g

Oeufs : 2 Oignon haché : 1 petit

Persil frais haché : 2 cuillères à soupe

Sel et poivre au goût

Huile d'olive vierge extra

pour la friture : selon les besoins

Préparation:

Râpez les courgettes et pressez-les pour éliminer l'excès d'eau. Dans un bol, mélangez les courgettes râpées avec la farine de pois chiches, les œufs, l'oignon émincé, le persil, le sel et le poivre. Faites chauffer un peu d'huile d'olive dans une poêle antiadhésive. Formez des crêpes avec le mélange et faites-les frire jusqu'à ce qu'elles soient dorées des deux côtés. Égouttez-les sur du papier absorbant pour éliminer l'excès d'huile. Servir chaud avec une sauce de votre choix.
7. Valeurs nutritionnelles (par portion approximative) : Calories : 180 kcal Protéines : 8g Lipides : 7g Glucides : 20g Fibres : 4g Sucres : 3g Sodium : 300mg.

TARTARE DE SAUMON AVOCAT ET LIME

Temps de préparation : 20 minutes

Temps de cuisson : 0 minute

Doses pour 4 personnes :

Ingrédients:

Saumon frais : 300g

Avocat mûr : 2

Fichiers : 2

Oignon rouge haché : 1 petit

Persil frais haché : 2 cuillères à soupe

Sel et poivre au goût

Huile d'olive extra vierge : 2 cuillères à soupe

Préparation:

Coupez le saumon en petits cubes et placez-le dans un bol. Écrasez les avocats et ajoutez-les au saumon avec l'oignon rouge haché, le persil, le jus de citron vert, l'huile d'olive, le sel et le poivre. Mélangez délicatement. Façonnez des portions à l'aide d'un emporte-pièce et disposez-les sur des assiettes de service. Décorer de tranches de citron vert et de feuilles de persil, si désiré. Servir froid. 7. Valeurs nutritionnelles (par portion approximative) : Calories : 220 kcal Protéines : 15g Lipides : 12g Glucides : 10g Fibres : 5g Sucres : 2g Sodium : 300mg.

SALADE DE QUINOA AUX UN LÉGUMES MÉLANGE

Temps de préparation : 15 minutes

Temps de cuisson : 20 minutes

Doses pour 4 personnes :

Ingrédients:

Quinoa : 1 tasse (200g)

Mélange de légumes (courgettes, tomates cerises,

poivrons, carottes, etc.) :

300g Concombres : 2 petits

Feuilles de persil frais : 1 bouquet

Jus de citron : 2 cuillères à soupe

Huile d'olive extra vierge : 2 cuillères à soupe

Sel et poivre au goût

Préparation:

Rincez le quinoa sous l'eau courante et faites-le cuire en suivant les instructions sur l'emballage. Laissez-le refroidir. Coupez les légumes en cubes et les concombres en fines tranches. Dans un grand bol, mélanger le quinoa cuit, les légumes hachés, le persil haché, le jus de citron, l'huile d'olive, le sel et le poivre. Bien mélanger. Laissez reposer au réfrigérateur au moins 30 minutes avant de servir. Servir la salade froide ou à température ambiante. 7. Valeurs nutritionnelles (par portion approximative) : Calories : 250 kcal Protéines : 8g Lipides : 8g Glucides : 35g Fibres : 6g Sucres : 4g Sodium : 300mg.

MOZZARELLA LÉGÈRE AU CARROZZA AVEC SAUCE MARINARA MAISON

Temps de préparation : 15 minutes

Temps de cuisson : 10 minutes

Doses pour 4 personnes :

Ingrédients:

Mozzarella légère : 200g

Pain de mie complet : 8 tranches

Oeufs : 2, Lait écrémé : 100 ml

Farine complète : 50g

Tomates pelées : 400g

(pour la sauce marinara)

Ail : 2 gousses

Huile d'olive extra vierge : 2 cuillères à soupe

Basilic frais : 1 bouquet

Sel et poivre au goût

Préparation:

Pour la sauce marinara, faites chauffer l'huile d'olive dans une poêle et faites revenir l'ail haché. Ajoutez les tomates pelées et faites cuire à feu moyen pendant 10 minutes. Assaisonnez de sel et de poivre et ajoutez le basilic haché. Coupez la mozzarella en tranches et laissez-les sécher sur du papier absorbant. Préparez des sandwichs avec de la mozzarella à l'intérieur. Dans un bol, battez les œufs avec le lait. Trempez les tranches de pain dans la farine, dans l'œuf battu et enfin dans la farine de maïs. Faites frire les tranches de pain dans l'huile chaude jusqu'à ce qu'elles soient dorées. Servir la mozzarella dans la carrozza chaude avec la sauce marinara. 7. Valeurs nutritionnelles (par portion approximative, à l'exclusion de la sauce marinara) : Calories : 280 kcal Protéines : 14 g Lipides : 10 g Glucides : 35 g Fibres : 5 g Sucres : 4 g Sodium : 400 mg.

CROUTTONS ENTIERS A LA RICOTTA ET AU MIEL

Temps de préparation : 10 minutes

Temps de cuisson : 5 minutes

Doses pour 4 personnes :

Ingrédients:

Tranches de pain complet : 8 tranches

Ricotta : 200g

Miel : 4 cuillères à soupe

Noix hachées (facultatif) : 50g

Préparation:

Faire griller les tranches de pain complet jusqu'à ce qu'elles soient dorées. Étalez une généreuse quantité de ricotta sur chaque tranche de pain grillé. Ajoutez un filet de miel sur la ricotta. Saupoudrer de noix hachées si désiré. Servez les crostini en entrée ou en collation. Valeurs nutritionnelles par portion approximative, en considérant 2 croûtons) : Calories : 150 kcal Protéines : 6g Lipides : 5g Glucides : 20g Fibres : 2g Sucres : 8g Sodium : 150mg

JAMBON CUIT MAIGRE ET FIGUES FRAÎCHES

Temps de préparation : 10 minutes

Temps de cuisson : 0 minute

Doses pour 4 personnes :

Ingrédients:

Figues fraîches : 8

Tranches de jambon cuit maigre : 8 tranches

Préparation:

Coupez les figues en moitiés ou en quartiers, selon la taille. Enroulez chaque tranche de jambon autour des morceaux de figues. Disposez les morceaux sur une assiette de service. Servir en apéritif ou en collation Valeurs nutritionnelles (par portion approximative, en considérant 2 tranches de jambon et 2 figues) : Calories : 100 kcal Protéines : 6g Lipides : 2g Glucides : 15g Fibres : 2g Sucres : 12g Sodium : 300mg.

OLIVES MARINÉES AUX HERBES AROMATIQUE ET CITRON

Temps de préparation : 10 minutes

Doses pour 4 personnes :

Ingrédients:

Olives noires et vertes : 200g chacune

Zeste de citron râpé : à partir d'1 citron

Herbes aromatiques (romarin,

thym, origan) : 2 cuillères à soupe

Poivre noir moulu : au goût

Huile d'olive extra vierge : 2 cuillères à soupe

Préparation:

Bien rincer les olives sous l'eau courante.
Dans un bol, mélangez les olives avec le zeste
de citron râpé, les herbes, le poivre noir et
l'huile d'olive. Couvrir le bol et laisser
mariner au réfrigérateur pendant au moins 1
heure. Servir les olives marinées en entrée. 6.
Valeurs nutritionnelles (par portion
approximative) : Calories : 100 kcal
Protéines : 1g Lipides : 10g Glucides : 2g
Fibres : 1g Sucres : 0g Sodium : 500mg

AUBERGINES GRILLÉES AUX TOMATES SÉCHÉES ET BASILIC FRAIS

Temps de préparation : 15 minutes

Temps de cuisson : 10 minutes

Doses pour 4 personnes :

Ingrédients:

Aubergine : 2 moyennes

Tomates séchées à l'huile : 50g

Basilic frais : 20g

Huile d'olive extra vierge :

3 cuillères à soupe

Sel et poivre au goût

Préparation:

Coupez les aubergines en fines tranches. Faites chauffer un grill et badigeonnez les tranches d'aubergines d'huile d'olive. Griller les tranches d'aubergines jusqu'à ce qu'elles soient tendres et striées. Disposez les tranches d'aubergines sur une assiette de service. Ajoutez les tomates séchées et les feuilles de basilic frais sur les tranches d'aubergines. Assaisonner avec du sel, du poivre et un filet d'huile d'olive. Servir les aubergines grillées en entrée ou en accompagnement. 7. Valeurs nutritionnelles (par portion approximative) : Calories : 120 kcal Protéines : 2g Lipides : 8g Glucides : 10g Fibres : 4g Sucres : 3g Sodium : 200mg.

CANAPÉS DE SAUMON FUMÉ AVEC FROMAGE À LA CRÈME SKYNNY

Temps de préparation : 10 minutes

Doses pour 4 personnes :

Ingrédients:

Saumon fumé : 150g

Fromage à tartiner allégé : 150g

Pain complet tranché : 8 tranches

Ciboulette fraîche hachée :

2 cuillères à soupe (facultatif)

Citron : 1, tranché finement

pour la garniture (facultatif)

Préparation:

Griller légèrement les tranches de pain complet. Répartir uniformément le fromage à la crème faible en gras sur les tranches de pain grillées. Disposez les tranches de saumon fumé sur le fromage. Garnir de ciboulette fraîche hachée et de fines tranches de citron, si désiré. Servir en entrée ou en collation. 6. Valeurs nutritionnelles (par portion approximative) : Calories : 180 kcal Protéines : 12g Lipides : 8g Glucides : 15g Fibres : 3g Sucres : 2g Sodium : 300mg.

SALADE DE HARICOTS CANNELLINI AU THON NATUREL ET OIGNON ROUGE

Temps de préparation : 15 minutes

Doses pour 4 personnes :

Ingrédients:

Haricots cannellini en conserve,

égoutté et rincé : 400g

Thon nature égoutté : 200g

Oignon rouge, tranché

finement : 1 moyen

Persil frais haché : 2 cuillères à soupe

Jus de citron : 2 cuillères à soupe

Huile d'olive extra vierge : 3 cuillères à soupe

Sel et poivre au goût

Préparation:

Dans un grand bol, mélanger les haricots cannellini, le thon égoutté, l'oignon rouge émincé et le persil frais haché. Assaisonner avec le jus de citron, l'huile d'olive, le sel et le poivre. Remuer doucement pour combiner les ingrédients. Laissez reposer au réfrigérateur au moins 30 minutes avant de servir. Servir en accompagnement ou en plat principal léger. 6. Valeurs nutritionnelles (par portion approximative) : Calories : 220 kcal Protéines : 15g Lipides : 8g Glucides : 25g Fibres : 7g Sucres : 2g Sodium : 400mg.

BOUCÉES DE POULET MARINÉES AU CITRON ET THYM FRAIS

Temps de préparation : 15 minutes

(hors marinades)

Temps de cuisson : 15 minutes

Doses pour 4 personnes :

Ingrédients:

Blanc de poulet coupé en bouchées : 500 g

Jus de citron : 4 cuillères à soupe

Zeste de citron râpé : à partir d'1 citron

Thym frais haché : 2 cuillères à soupe

Huile d'olive extra vierge : 2 cuillères à soupe

Sel et poivre au goût

Préparation:

Dans un grand bol, mélanger le jus de citron, le zeste de citron râpé, le thym frais, l'huile d'olive, le sel et le poivre. Ajouter les filets de poulet à la marinade et bien mélanger pour bien enrober. Laisser mariner au réfrigérateur au moins 30 minutes. Faites chauffer une poêle antiadhésive et faites cuire les nuggets de poulet marinés jusqu'à ce qu'ils soient dorés et bien cuits. Servir chaud comme deuxième plat. 7. Valeurs nutritionnelles (par portion approximative) : Calories : 220 kcal Protéines : 30g Lipides : 10g Glucides : 2g Fibres : 1g Sucres : 0g Sodium : 300mg.

GUACAMOLE AVEC DES BÂTONNETS DE LÉGUMES CRUS

Temps de préparation : 10 minutes

Doses pour 4 personnes :

Ingrédients:

Avocat mûr : 2

Tomates, petites, coupées en dés : 2

Oignon rouge, haché

finement : 1 petit

coriandre frais,

haché : 2 cuillères à soupe

Jus de citron vert : 1 citron vert

Sel et poivre au goût

Préparation:

Dans un bol, écrasez les avocats jusqu'à obtenir une consistance crémeuse. Ajouter les tomates en dés, l'oignon rouge haché, la coriandre fraîche hachée et le jus de citron vert. Mélangez bien et goûtez en ajoutant du sel et du poivre à votre goût. Servir avec des bâtonnets de légumes crus comme des carottes, du céleri, des poivrons, etc. 6. Valeurs nutritionnelles (par portion approximative) : Calories : 150 kcal Protéines : 2g Lipides : 12g Glucides : 10g Fibres : 7g Sucres : 2g Sodium : 100mg.

SALADE DE GRENADES ROQUETTE ET FLOCONS DE PARMESAN LÉGERS

Temps de préparation : 15 minutes

Doses pour 4 personnes :

Ingrédients:

Roquette fraîche : 150g

Graines de grenade : 1 tasse

Parmesan léger coupé en flocons : 50g

Noix hachées : 50g

Huile d'olive extra vierge : 2 cuillères à soupe

Jus de citron : 1 cuillère à soupe

Sel et poivre au goût

Préparation:

Dans un grand bol, mélanger la roquette fraîche, les graines de grenade, les flocons de parmesan léger et les noix hachées. Assaisonner avec de l'huile d'olive extra vierge, du jus de citron, du sel et du poivre. Remuer doucement pour combiner les ingrédients. Servir en entrée ou en accompagnement. 6. Valeurs nutritionnelles (par portion approximative) : Calories : 120 kcal Protéines : 5g Lipides : 8g Glucides : 10g Fibres : 3g Sucres : 6g Sodium : 200mg.

CROUTTONS ENTIER AUX CÈPES ET PERSIL FRAIS

Temps de préparation : 20 minutes

Temps de cuisson : 15 minutes

Doses pour 4 personnes :

Ingrédients:

Cèpes frais,

nettoyé et tranché : 300g

Pain complet tranché : 8 tranches

Ail émincé : 2 gousses

Persil frais haché : 2 cuillères à soupe

Huile d'olive extra vierge :

3 cuillères à soupe

Sel et poivre au goût

Préparation:

Faites chauffer l'huile d'olive dans une poêle et ajoutez l'ail émincé. Ajouter les cèpes tranchés et cuire jusqu'à ce qu'ils soient tendres et dorés. Assaisonnez avec du sel et du poivre. Faire griller les tranches de pain complet. Répartir les cèpes sur les croûtons grillés. Saupoudrer de persil frais haché. Servir en entrée ou en collation. 7. Valeurs nutritionnelles (par portion approximative) : Calories : 160 kcal Protéines : 6g Lipides : 7g Glucides : 20g Fibres : 4g Sucres : 2g Sodium : 250mg.

BOULETTES DE POULET AVEC SAUCE AIGRE-DOUCE MAISON

Temps de préparation : 20 minutes

Temps de cuisson : 15 minutes

Doses pour 4 personnes :

Ingrédients:

Blanc de poulet haché : 500g

Chapelure complète : 50g, Oeuf : 1

Oignon finement haché : 1 petit

Ail émincé : 2 gousses

Sauce soja : 2 cuillères à soupe

Vinaigre de cidre : 2 cuillères à soupe

Gingembre frais râpé : 1 cuillère à café

Huile d'olive extra vierge : 2 cuillères à soupe

Sel et poivre au goût

Préparation:

Dans un grand bol, mélanger la poitrine de poulet hachée avec la chapelure, l'œuf, l'oignon, l'ail, le sel et le poivre. Formez des boulettes de viande avec vos mains et réservez-les. Dans une poêle antiadhésive, faites chauffer l'huile d'olive et faites cuire les boulettes de viande jusqu'à ce qu'elles soient dorées et bien cuites. Pendant ce temps, préparez la sauce aigre-douce en mélangeant la sauce soja, le vinaigre de cidre et le gingembre râpé dans une petite casserole. Porter à ébullition et réduire le feu en laissant mijoter jusqu'à ce que la sauce épaississe légèrement. Servir les boulettes de viande avec la sauce aigre-douce comme condiment. 7. Valeurs nutritionnelles (par portion approximative) : Calories : 250 kcal Protéines : 25g Lipides : 10g Glucides : 15g Fibres : 2g Sucres : 6g Sodium : 400mg.

SALADE DE POIS CHICHES AVEC TOMATES CERISES ET CONCOMBRES

Temps de préparation : 15 minutes

Doses pour 4 personnes :

Ingrédients:

Pois chiches cuits en conserve, égouttés et rincés : 400g

Tomates cerises coupées en deux : 200g

Concombres, coupés en dés : 1 gros

Oignon rouge émincé :

1 petit

Persil frais haché : 2 cuillères à soupe

Jus de citron : 2 cuillères à soupe

Huile d'olive extra vierge : 3 cuillères à soupe

Sel et poivre au goût

Préparation:

Dans un grand bol, mélanger les pois chiches cuits, les tomates cerises, les concombres, l'oignon rouge et le persil frais. Assaisonner avec le jus de citron, l'huile d'olive, le sel et le poivre. Remuer doucement pour combiner les ingrédients. Laissez reposer au réfrigérateur au moins 30 minutes avant de servir. Servir en accompagnement ou en plat principal léger. 6. Valeurs nutritionnelles (par portion approximative) : Calories : 180 kcal Protéines : 7g Lipides : 8g Glucides : 20g Fibres : 6g Sucres : 4g Sodium : 250mg.

TOMATES FARCIES THON ET CÂPRES

Temps de préparation : 15 minutes

Doses pour 4 personnes :

Ingrédients:

Grosses tomates mûres : 8

Thon à l'huile,

égoutté : 200g

Câpres, rincées et

égoutté : 2 cuillères à soupe

Persil frais,

haché : 2 cuillères à soupe

Mayonnaise légère : 4 cuillères à soupe

Sel et poivre au goût

Préparation:

Coupez le dessus des tomates et retirez délicatement la pulpe. Dans un bol, mélangez le thon égoutté, les câpres, le persil frais haché et la mayonnaise. Farcir les tomates avec le mélange de thon. Ajoutez du sel et du poivre si nécessaire. Servir en entrée ou en accompagnement. Valeurs nutritionnelles (par portion) : Calories : 120 kcal Protéines : 10g Lipides : 5g Glucides : 8g Fibres : 3g Sucres : 4g Sodium : 300mg.

CROUTTONS ENTIER AVEC RICOTTA, JAMBON CRU MAIGRE ET ROQUETTE

Temps de préparation : 10 minutes

Doses pour 4 personnes :

Ingrédients:

Pain complet tranché : 8 tranches

Ricotta fraîche : 200g

Jambon cru maigre : 100g

Roquette fraîche : 50g

Huile d'olive extra vierge :

2 cuillères à soupe

Sel et poivre au goût

Préparation:

Faire griller les tranches de pain complet. Étalez la ricotta fraîche sur les tranches de pain grillées. Ajoutez une tranche de jambon cru maigre sur chaque tranche de pain. Garnir de feuilles de roquette fraîches. Assaisonner avec un filet d'huile d'olive extra vierge, du sel et du poivre au goût. Servir en apéritif ou en collation Valeurs nutritionnelles (par portion) : Calories : 150 kcal Protéines : 8g Lipides : 6g Glucides : 15g Fibres : 3g Sucres : 2g Sodium : 250mg.

TARTARE DE SAUMON AVOCAT ET MANGUE

Temps de préparation : 20 minutes 3.

Doses pour 4 personnes : 4.

Ingrédients:

Saumon frais coupé en dés : 300g

Avocat mûr, coupé en dés : 1 gros

Mangue mûre, coupée en dés : 1 gros

Oignon rouge finement haché : 1 petit

Jus de citron vert : 2 cuillères à soupe

Coriandre fraîche hachée : 2 cuillères à soupe

Piment frais, haché (facultatif) : 1 petit

Sel et poivre au goût

Préparation:

Dans un bol, mélanger les dés de saumon, les dés d'avocat, les dés de mangue et l'oignon rouge haché. Ajouter le jus de citron vert, la coriandre fraîche hachée et le piment frais haché, si vous le souhaitez. Remuer doucement pour combiner les ingrédients. Ajoutez du sel et du poivre à votre goût. Servir en entrée fraîche ou en plat principal. Valeurs nutritionnelles (par portion) : Calories : 250 kcal Protéines : 20g Lipides : 12g Glucides : 15g Fibres : 5g Sucres : 8g Sodium : 150mg

POMMES DE TERRE AU FOUR AU ROMARIN FRAIS ET A L'AIL

Temps de préparation : 10 minutes

Temps de cuisson : 30/40 minutes

Doses pour 4 personnes :

Ingrédients:

Pommes de terre moyennes, lavées et

coupé en quartiers : 800g

Ail écrasé : 4 gousses

brins de romarin

frais : 45 brins

Huile d'olive extra vierge :

3 cuillères à soupe

Sel et poivre au goût

Préparation:

Préchauffer le four à 200°C. Dans un grand bol, mélanger les quartiers de pommes de terre avec l'ail écrasé, les brins de romarin frais, l'huile d'olive, le sel et le poivre. Bien mélanger pour enrober uniformément les pommes de terre. Étalez les pommes de terre sur une plaque à pâtisserie en veillant à les étaler en une couche uniforme. Cuire au four préchauffé pendant 3 040 minutes ou jusqu'à ce que les pommes de terre soient dorées et tendres à l'intérieur. Servir chaud en accompagnement ou en plat principal. Pour les valeurs nutritionnelles, vous souhaiterez peut-être les calculer en fonction de la taille des portions et des ingrédients exacts utilisés. valeurs nutritionnelles (par portion) : Calories : 180 kcal Protéines : 3g Lipides : 7g Glucides : 25g Fibres : 4g Sucres : 2g Sodium : 10mg.

CROUTTONS ENTIERS AUX TOMATES CONFITES ET PESTO DE BASICILIC

Temps de préparation : 15 minutes

Temps de cuisson : 1 heure

Doses pour 4 personnes :

Ingrédients:

Tomates cerises : 500g

Ail : 2 gousses

Huile d'olive extra vierge : 4 cuillères à soupe

Cassonade : 1 cuillère à soupe

Sel et poivre au goût

Pain complet tranché : 8 tranches

Pesto de basilic : 4 cuillères à soupe

Préparation:

Coupez les tomates cerises en deux et disposez-les sur une plaque à pâtisserie recouverte de papier sulfurisé. Ajouter les gousses d'ail entières et assaisonner avec de l'huile d'olive, du sucre, du sel et du poivre. Cuire au four préchauffé à 120°C pendant environ 1 heure jusqu'à ce que les tomates cerises soient fanées. Faire griller les tranches de pain complet. Étalez le pesto de basilic sur les tranches de pain et ajoutez les tomates confites. Servir en entrée ou en entrée. Valeurs nutritionnelles (par portion) : Calories : 180 kcal Protéines : 4g Lipides : 8g Glucides : 22g Fibres : 3g Sucres : 4g Sodium : 250mg.

SALADE D'ORANGES, OLIVES NOIRES ET FENOUIL

Temps de préparation : 15 minutes

Doses pour 4 personnes :

Ingrédients:

Oranges : 4

Olives noires : 100g

Fenouil : 2

Huile d'olive extra vierge : 3 cuillères à soupe

Jus de citron : 2 cuillères à soupe

Persil frais,

haché : 2 cuillères à soupe

Sel et poivre au goût

Préparation:

Épluchez les oranges et coupez-les en tranches. Coupez le fenouil en fines tranches. Disposez les tranches d'orange et de fenouil sur une assiette de service. Ajoutez les olives noires. Assaisonner avec de l'huile d'olive, du jus de citron, du persil frais, du sel et du poivre. Servir en entrée ou en accompagnement.

valeurs nutritionnelles (par portion) :
Calories : 120 kcal Protéines : 2g Lipides : 7g Glucides : 15g Fibres : 5g Sucres : 8g Sodium : 200mg.

FRITES DE MAÏS ENTIERS AVEC SAUCE LÉGÈRE ÉPICÉE

Temps de préparation : 20 minutes

Temps de cuisson : 15 minutes

Doses pour 4 personnes :

Ingrédients:

Farine de maïs complète : 1 tasse

Oeufs : 2

Lait écrémé : 1/2 tasse

Maïs sucré en conserve, égoutté : 1/2 tasse

Piment vert finement haché : 1 piment

Oignon rouge, finement haché : 1/4 tasse

Persil frais haché : 2 cuillères à soupe

Huile d'olive extra vierge : 2 cuillères à soupe

Sel et poivre au goût

Sauce légèrement épicée pour accompagner

Préparation:

Dans un grand bol, mélanger la semoule de maïs de blé entier avec les œufs et le lait jusqu'à consistance lisse. Ajouter le maïs sucré, le piment vert, l'oignon rouge et le persil. Bien mélanger. Faites chauffer l'huile d'olive dans une poêle antiadhésive à feu moyen. Versez une louche de pâte dans la poêle chaude pour former des crêpes. Cuire 23 minutes de chaque côté ou jusqu'à ce qu'ils soient dorés et croustillants. Égouttez les crêpes sur du papier absorbant pour éliminer l'excès d'huile. Servir chaud avec une sauce légèrement épicée. valeurs nutritionnelles (par portion) : Calories : 180 kcal Protéines : 6g Lipides : 8g Glucides : 20g Fibres : 3g Sucres : 2g Sodium : 200mg

ROULEAUX DE SAUMON FUMÉ ET AU FROMAGE LÉGER À TARTINER

Temps de préparation : 15 minutes

Doses pour 4 personnes :

Ingrédients:

Saumon fumé,

coupé en fines tranches : 200g

Fromage léger à tartiner : 100g

Roquette fraîche : 1 bouquet

Jus de citron : 2 cuillères à soupe

Poivre noir moulu au goût

Ciboulette finement hachée :

1 cuillère à soupe (facultatif)

Préparation:

Disposez les tranches de saumon fumé sur une surface plane. Étalez du fromage à la crème léger sur chaque tranche de saumon. Ajoutez quelques feuilles de roquette sur chaque tranche. Roulez délicatement le saumon pour former des rouleaux. Versez un peu de jus de citron sur les petits pains et saupoudrez de poivre noir moulu et de ciboulette, si vous le souhaitez. Servez les rouleaux de saumon comme apéritif ou comme collation légère. valeurs nutritionnelles (par portion) : Calories : 150 kcal Protéines : 10g Lipides : 7g Glucides : 5g Fibres : 1g Sucres : 2g Sodium : 250mg.

CROUTTONS ENTIERS AU FROMAGE À LA CRÈME LÉGER ET POIVRONS RÔTIS

Temps de préparation : 15 minutes

Temps de cuisson : 20 minutes

Doses pour 4 personnes :

Ingrédients:

Poivrons rouges et jaunes,

coupé en lanières : 2 morceaux

Fromage léger à tartiner : 200g

Croûtons complets : 8 pièces

Huile d'olive extra vierge : 2 cuillères à soupe

Sel et poivre au goût

Basilic frais pour décorer

Préparation:

Préchauffer le four à 200°C. Disposez les lanières de poivrons sur une plaque allant au four et arrosez-les d'un filet d'huile d'olive, de sel et de poivre. Cuire les poivrons au four pendant environ 1 520 minutes ou jusqu'à ce qu'ils soient tendres et légèrement dorés. Étalez le fromage frais sur les croûtons complets. Ajouter les lanières de poivrons grillés sur le fromage à la crème. Décorer de feuilles de basilic frais. Servir en entrée ou en entrée Valeurs nutritionnelles (par portion) : Calories : 150 kcal Protéines : 5g Lipides : 8g Glucides : 15g Fibres : 2g Sucres : 3g Sodium : 200mg.

CARPACCIO DE LÉGUMES MÉLANGÉS À L'HUILE D'OLIVE EXTRA VIERGE ET CITRON

Temps de préparation : 15 minutes

Doses pour 4 personnes :

Ingrédients:

Courgettes coupées en fines tranches : 2 morceaux

Aubergine coupée en fines tranches : 1 morceau

Poivrons rouges et jaunes, coupés en

fines tranches : 1 morceau chacune

champignons coupés en fines tranches : 200g

Huile d'olive extra vierge : 3 cuillères à soupe

Jus de citron : 2 cuillères à soupe

Sel et poivre au goût

Fromage Parmesan râpé

(facultatif) pour servir

Préparation:

Disposez les tranches de légumes de manière décorative sur un plat de service. Verser un filet d'huile d'olive extra vierge et de jus de citron sur les légumes. Assaisonnez avec du sel et du poivre selon votre goût. Si désiré, saupoudrez de parmesan râpé. Servir comme une entrée fraîche et légère. valeurs nutritionnelles (par portion) : Calories : 100 kcal Protéines : 3g Lipides : 7g Glucides : 8g Fibres : 3g Sucres : 4g Sodium : 150mg.

SALADE DE TOMATES, MOZZARELLA LÉGÈRE ET BASILIC

Temps de préparation : 10 minutes

Doses pour 4 personnes :

Ingrédients:

Tomates mûres, coupées en tranches : 4

Mozzarella légère, coupée en tranches : 200g

Feuilles de basilic frais : 1 bouquet

Huile d'olive extra vierge : 2 cuillères à soupe

Vinaigre balsamique : 1 cuillère à soupe

Sel et poivre au goût

Préparation:

Disposez les tranches de tomates et de mozzarella en les alternant sur une assiette de service. Placez les feuilles de basilic frais entre les couches de tomate et de mozzarella. Assaisonner avec de l'huile d'olive extra vierge, du vinaigre balsamique, du sel et du poivre. Servir comme entrée fraîche ou comme accompagnement léger. Valeurs nutritionnelles (par portion) : Calories : 120 kcal Protéines : 8g Lipides : 7g Glucides : 5g Fibres : 2g Sucres : 3g Sodium : 250mg

CROUTTONS ENTIER AVEC MOUSSE DE THON ET CÂPRES

Temps de préparation : 15 minutes

Temps de cuisson : 10 minutes

Doses pour 4 personnes :

Ingrédients:

Thon à l'huile égoutté : 200g

Fromage léger à tartiner : 100g

Câpres, rincées et

égoutté : 2 cuillères à soupe

Jus de citron : 1 cuillère à soupe

Croûtons complets : 8 pièces

Persil frais haché :

1 cuillère à soupe (facultatif)

Préparation:

Dans un mixeur, mixez le thon avec le fromage à tartiner et le jus de citron jusqu'à obtenir une consistance crémeuse. Ajoutez les câpres et mélangez bien. Étalez la mousse de thon sur les croûtons complets. Si vous le souhaitez, saupoudrez de persil frais haché. Servir en entrée ou en entrée. Valeurs nutritionnelles (par portion) : Calories : 90 kcal Protéines : 6g Lipides : 4g Glucides : 6g Fibres : 1g Sucres : 1g Sodium : 200mg.

TOMATES SÉCHÉES FARCIES À LA RICOTTA LÉGÈRE ET BASILIC

Temps de préparation : 15 minutes

Temps de cuisson : 0 minute

Doses pour 4 personnes :

Ingrédients:

Tomates séchées à l'huile : 8 pièces

Ricotta légère : 200g

Feuilles de basilic

frais : 1 bouquet

Poivre noir moulu au goût

Préparation:

Égouttez les tomates séchées de l'huile et séchez-les délicatement avec du papier absorbant. Remplissez-les de ricotta légère. Ajoutez une feuille de basilic frais sur chaque tomate farcie. Saupoudrer d'une pincée de poivre noir moulu. Servir en entrée ou dans le cadre d'un buffet. Valeurs nutritionnelles (par portion) : Calories : 70 kcal Protéines : 4g Lipides : 3g Glucides : 6g Fibres : 2g Sucres : 2g Sodium : 100mg

BOULETTES D'AUBERGINES AU FOUR AVEC SAUCE TOMATE SANS SUCRE AJOUTÉ

Temps de préparation : 20 minutes

Temps de cuisson : 25 minutes

Doses pour 4 personnes :

Ingrédients:

Aubergines coupées en dés : 2 moyennes

Chapelure à grains entiers : 1/2 tasse

Fromage râpé léger : 1/4 tasse

Oeuf légèrement battu : 1

Sauce tomate sans

sucres ajoutés : 1 tasse

Persil frais haché : 2 cuillères à soupe

Sel et poivre noir au goût

Préparation:

Préchauffer le four à 200°C. Dans un bol, mélangez les dés d'aubergines, la chapelure, le fromage râpé, l'œuf, le persil haché, le sel et le poivre. Façonnez des boulettes de viande avec vos mains et déposez-les sur une plaque à pâtisserie recouverte de papier sulfurisé. Cuire au four environ 25 minutes ou jusqu'à ce que les boulettes de viande soient dorées et bien cuites. Faites chauffer la sauce tomate sans sucre ajouté et servez-la avec les boulettes de viande. Vous pouvez garnir d'un peu de persil frais haché avant de servir. Valeurs nutritionnelles (par portion) : Calories : 90 kcal Protéines : 5g Lipides : 3g Glucides : 12g Fibres : 3g Sucres : 5g Sodium : 150mg.

TARTE COMPLÈTE AUX ÉPINARDS ET RICOTTA LÉGÈRE

Temps de préparation : 20 minutes

Temps de cuisson : 40 minutes

Doses pour 4 personnes :

Ingrédients:

Pâte feuilletée complète : 1 rouleau

Épinards frais, lavés et hachés : 200g

Ricotta légère : 200g

Oeufs : 2

Fromage léger râpé : 50g

Muscade : 1 pincée

Sel et poivre au goût

Préparation:

Préchauffer le four à 180°C. Tapisser un moule à tarte de pâte feuilletée complète. Dans une poêle, faire revenir les épinards dans un peu d'huile jusqu'à ce qu'ils soient flétris. Égoutter tout excès de liquide. Dans un bol, mélangez la ricotta avec les œufs, le fromage râpé, la muscade, le sel et le poivre. Ajouter les épinards au mélange de ricotta et d'œufs et bien mélanger. Versez le mélange sur la pâte feuilletée et nivelez la surface. Cuire au four environ 35/40 minutes ou jusqu'à ce que le gâteau soit doré et cuit au centre. Servir chaud ou à température ambiante Valeurs nutritionnelles (par portion) : Calories : 250 kcal Protéines : 10g Lipides : 15g Glucides : 20g Fibres : 2g Sucres : 2g Sodium : 300mg.

SALADE DE RIZ BRUN AU THON NATUREL, OLIVES ET MAÏS

Temps de préparation : 15 minutes

Doses pour 4 personnes :

Ingrédients:

Riz brun cuit : 2 tasses

Thon nature égoutté : 200g

Maïs en conserve, égoutté : 1/2 tasse

Olives noires dénoyautées : 1/4 tasse

Poivrons rouges coupés en dés : 1/2 poivron

Concombres coupés en dés : 1 concombre

Oignon rouge, finement haché : 1/4 tasse

Persil frais haché : 2 cuillères à soupe

Jus de citron : 2 cuillères à soupe

Huile d'olive extra vierge : 3 cuillères à soupe

Sel et poivre au goût

Préparation:

Dans un grand bol, mélanger le riz brun cuit, le thon, le maïs, les olives, les poivrons, les concombres, l'oignon rouge et le persil frais. Assaisonner avec le jus de citron, l'huile d'olive, le sel et le poivre. Mélangez bien tous les ingrédients jusqu'à ce qu'ils soient uniformément répartis. Couvrir et laisser reposer au réfrigérateur au moins 30 minutes avant de servir. Mélangez à nouveau avant de servir et ajoutez du sel et du poivre si nécessaire. Valeurs nutritionnelles (par portion) : Calories : 300 kcal Protéines : 15g Lipides : 8g Glucides : 40g Fibres : 5g Sucres : 2g Sodium : 400mg.

RECETTES
PREMIERS PLATS

SPAGHETTIS ENTIER AU PESTO DE TOMATES SÉCHÉES

Temps de préparation : 10 minutes

Temps de cuisson : 10/12 minutes

Doses pour 4 personnes :

Ingrédients:

Spaghettis complets : 400g

Tomates séchées à l'huile : 100g

Basilic frais : 1 bouquet

Noix : 50g

Parmesan râpé : 50g

Huile d'olive extra vierge : 4 cuillères à soupe

Ail : 2 gousses

Sel et poivre au goût

Préparation:

Faites bouillir les spaghettis complets dans beaucoup d'eau salée en suivant les instructions sur l'emballage jusqu'à ce qu'ils soient al dente. Pendant ce temps, mélangez les tomates séchées au soleil, le basilic, les noix, le parmesan, l'huile d'olive et l'ail jusqu'à consistance lisse. Égouttez les spaghettis et assaisonnez-les avec le pesto préparé. Ajoutez du sel et du poivre si nécessaire. Servir chaud, éventuellement garni de basilic frais et de noix hachées. Valeurs nutritionnelles (par portion) : Calories : 450 kcal Protéines : 15g Lipides : 20g Glucides : 55g Fibres : 8g Sucres : 5g Sodium : 450mg

RISOTTO ENTIER AUX CHAMPIGNONS MÉLANGE

Temps de préparation : 10 minutes

Temps de cuisson : 25/30 minutes

Doses pour 4 personnes :

Ingrédients:

Riz complet : 300g

Champignons mélangés (par exemple champignons,

cèpes, shiitake) : 300g

Oignon : 1 gros

Bouillon de légumes : 1 litre

Vin blanc sec : 1/2 verre

Beurre : 2 cuillères à soupe

Parmesan râpé : 50g

Persil frais haché : 2 cuillères à soupe

Huile d'olive extra vierge : 2 cuillères à soupe

Sel et poivre au goût

Préparation:

Hachez finement l'oignon et coupez les champignons en tranches. Dans une poêle, faites chauffer l'huile d'olive extra vierge et ajoutez l'oignon émincé. Frire jusqu'à ce qu'il devienne transparent. Ajouter les champignons et cuire jusqu'à ce qu'ils soient dorés et que le liquide se soit évaporé. Ajoutez le riz brun et faites-le griller quelques minutes en remuant constamment. Déglacer avec le vin blanc et laisser l'alcool s'évaporer. Ajoutez progressivement le bouillon de légumes chaud, une louche à la fois, en remuant de temps en temps et en ajoutant davantage de bouillon au fur et à mesure de son absorption.

Continuez jusqu'à ce que le riz soit cuit al dente et ait absorbé la majeure partie du bouillon (environ 25/30 minutes). Éteignez le feu et incorporez le risotto avec le beurre et le parmesan râpé. Salez et poivrez si nécessaire et ajoutez le persil frais haché. Laissez reposer quelques minutes avant de servir. Valeurs nutritionnelles (par portion) : Calories : 380 kcal Protéines : 10g Lipides : 8g Glucides : 65g Fibres : 7g Sucres : 3g Sodium : 600mg.

SOUPE DE LENTILLES AUX ÉPINARDS

Temps de préparation : 10 minutes

Temps de cuisson : 40 minutes

Doses pour 4 personnes :

Ingrédients:

Lentilles séchées : 1 tasse

Épinards frais : 200g

Oignon : 1 gros

Carottes : 2 moyennes

Céleri : 2 branches

Bouillon de légumes : 1 litre

Tomates pelées : 400g

Huile d'olive extra vierge : 2 cuillères à soupe

Sel et poivre au goût

Préparation:

Hachez finement l'oignon, les carottes et le céleri. Dans une grande casserole, faites chauffer l'huile d'olive et ajoutez les légumes hachés. Cuire jusqu'à tendreté. Ajoutez les lentilles et les tomates pelées concassées. Bien mélanger. Versez le bouillon de légumes et portez à ébullition. Réduire le feu et laisser mijoter environ 30/35 minutes ou jusqu'à ce que les lentilles soient tendres. Ajoutez les épinards et laissez-les suer dans la soupe pendant 5 minutes. Ajoutez du sel et du poivre au goût. Servir la soupe chaude, éventuellement accompagnée de croûtons de pain complet. Valeurs (par portion) : Calories : 250 kcal Protéines : 14g Lipides : 5g Glucides : 40g Fibres : 12g Sucres : 8g Sodium : 700mg

PENNE AU BLEU COMPLÈT AVEC SAUCE TOMATE FRAÎCHE

Temps de préparation : 15 minutes

Temps de cuisson : 15 minutes

Doses pour 4 personnes :

Ingrédients:

Pennes complètes : 400g

Tomates fraîches mûres : 6 grosses

Ail : 3 gousses

Basilic frais : 1 bouquet

Huile d'olive extra vierge :

3 cuillères à soupe

Sel et poivre au goût

Préparation:

Hachez finement l'ail et coupez les tomates en cubes. Dans une poêle, faites chauffer l'huile d'olive et ajoutez l'ail émincé. Faites revenir légèrement l'ail jusqu'à ce qu'il soit doré. Ajouter les tomates en dés et cuire à feu moyen pendant environ 12 minutes ou jusqu'à ce que les tomates se décomposent et deviennent une sauce. Pendant ce temps, faites cuire les penne complètes dans beaucoup d'eau salée en suivant les instructions sur l'emballage. Lorsque les penne sont al dente, égouttez-les et ajoutez-les à la sauce tomate fraîche. Assaisonnez avec du sel et du poivre selon votre goût et ajoutez les feuilles de basilic frais hachées. Bien mélanger et servir chaud. Valeurs nutritionnelles (par portion) : Calories : 320 kcal Protéines : 10g Lipides : 5g Glucides : 60g Fibres : 8g Sucres : 5g Sodium : 400mg.

ÉPEAUTRE À LA SAUCE DE LÉGUMES

Temps de préparation : 10 minutes

Temps de cuisson : 30/35 minutes

Doses pour 4 personnes :

Ingrédients:

Épeautre perlé : 300g

Tomates mûres : 4 grosses

Carottes : 2 moyennes Céleri : 2 branches

Oignon : 1 gros

Courgettes : 2 moyennes

Poivrons rouges : 1 gros

Purée de tomates : 200 ml

Bouillon de légumes : 500 ml

Huile d'olive extra vierge : 3 cuillères à soupe

Sel et poivre au goût

Préparation:

Hachez finement l'oignon, les carottes, le céleri, les courgettes et les poivrons. Dans une grande casserole, faites chauffer l'huile d'olive et ajoutez les légumes hachés. Cuire jusqu'à tendreté. Ajoutez les tomates pelées et le concentré de tomates. Bien mélanger. Versez le bouillon de légumes et portez à ébullition. Réduisez le feu et laissez mijoter environ 20 à 25 minutes. Pendant ce temps, faites cuire l'épeautre perlé dans beaucoup d'eau salée en suivant les instructions figurant sur l'emballage. Lorsque l'épeautre est cuit, égouttez-le et ajoutez-le au ragoût de légumes. Bien mélanger et laisser parfumer quelques minutes. Ajoutez du sel et du poivre au goût. Servir l'épeautre avec le ragoût de légumes chaud, éventuellement agrémenté de basilic frais. Valeurs nutritionnelles (par portion) : Calories : 350 kcal Protéines : 10g Lipides : 6g Glucides : 65g Fibres : 12g Sucres : 10g Sodium : 600mg

ORGE AUX COURGETTES ET TOMATES

Temps de préparation : 10 minutes

Temps de cuisson : 20/25 minutes

Doses pour 4 personnes :

Ingrédients:

Orge : 300g

Courgettes : 3 moyennes

Tomates cerises : 250g

Oignon : 1 gros

Ail : 2 gousses

Bouillon de légumes : 600 ml

Huile d'olive extra vierge : 2 cuillères à soupe

Basilic frais : 1 bouquet

Sel et poivre au goût

Préparation:

Hachez finement l'oignon et l'ail. Coupez les courgettes en cubes et les tomates cerises en deux. Dans une casserole, faites chauffer l'huile d'olive et ajoutez l'oignon et l'ail hachés. Faites frire jusqu'à ce qu'ils deviennent transparents. Ajoutez les courgettes et les tomates cerises et laissez cuire quelques minutes jusqu'à ce que les légumes soient légèrement fanés. Ajoutez l'orge et faites-la griller pendant quelques minutes. Versez le bouillon de légumes chaud, couvrez la casserole et laissez cuire à feu moyen-doux pendant environ 20 à 25 minutes, ou jusqu'à ce que l'orge soit cuite et ait absorbé le liquide. Ajoutez du sel et du poivre au goût. Servir l'orge avec les courgettes et les tomates cerises chaudes, garnies de feuilles de basilic frais. Valeurs nutritionnelles (par portion) : Calories : 320 kcal Protéines : 8g Lipides : 5g Glucides : 60g Fibres : 8g Sucres : 5g Sodium : 500mg.

RIZ SAUVAGE AU BROCOLI VAPEUR

Temps de préparation : 10 minutes

Temps de cuisson : 35/40 minutes

Doses pour 4 personnes :

Ingrédients:

Riz sauvage : 300g

Brocoli : 1 botte

Ail : 2 gousses

Huile d'olive vierge extra:

3 cuillères à soupe

Sel et poivre au goût

Préparation:

Rincer le riz sauvage sous l'eau courante. Placez le riz sauvage dans une casserole et couvrez-le avec le double d'eau froide. Portez à ébullition, puis réduisez le feu, couvrez et laissez cuire environ 35/40 minutes ou jusqu'à ce que le riz soit tendre et ait absorbé l'eau. Pendant ce temps, coupez le brocoli en bouquets et faites-les cuire à la vapeur pendant environ 5/7 minutes jusqu'à ce qu'ils deviennent tendres mais toujours croquants. Dans une poêle, faites chauffer l'huile d'olive et ajoutez l'ail émincé. Faire revenir l'ail jusqu'à ce qu'il soit doré. Une fois cuit, mélangez le brocoli avec le riz sauvage cuit et mélangez délicatement. Ajoutez du sel et du poivre au goût. Servir du riz sauvage avec du brocoli chaud cuit à la vapeur. Valeurs nutritionnelles (par portion) : Calories : 280 kcal Protéines : 8g Lipides : 7g Glucides : 50g Fibres : 6g Sucres : 3g Sodium : 300mg

LINGUINE DE SARRASIN AU PESTO DE ROQUETTE

Temps de préparation : 15 minutes

Temps de cuisson : 10 minutes

Doses pour 4 personnes :

Ingrédients:

Linguine au sarrasin : 400g

Roquette : 100g

Amandes : 50g

Parmesan râpé : 50g

Ail : 2 gousses

Jus de citron : 1 cuillère à soupe

Huile d'olive extra vierge : 4 cuillères à soupe

Sel et poivre au goût

Préparation:

Faites cuire les linguines au sarrasin dans beaucoup d'eau salée en suivant les instructions sur l'emballage. Égouttez-les al dente. Pendant ce temps, préparez le pesto de roquette. Dans un mixeur, mélanger la roquette, les amandes, le parmesan, l'ail, le jus de citron et l'huile d'olive. Mixez jusqu'à obtenir une consistance crémeuse. Si nécessaire, ajoutez un peu d'eau pour obtenir la consistance souhaitée. Assaisonner les linguines cuites avec le pesto de roquette et bien mélanger. Ajoutez du sel et du poivre au goût. Servir les linguines au sarrasin avec le pesto de roquette chaud. Valeurs nutritionnelles (par portion) : Calories : 350 kcal Protéines : 10g Lipides : 15g Glucides : 45g Fibres : 7g Sucres : 3g Sodium : 350mg.

LASAGNE AUBERGINES ET ÉPINARDS

Temps de préparation : 30 minutes

Temps de cuisson : 45 minutes

Doses pour 4 personnes :

Ingrédients:

Aubergine : 2 grosses

Épinards frais : 300g

Lasagnes aux œufs : 250g

Tomates pelées : 400g

Oignon : 1 gros

Ail : 2 gousses

Fromage Ricotta : 250g

Parmesan râpé : 100g

Mozzarella : 200 g d'huile d'olive

extra vierge : 3 cuillères à soupe

Sel et poivre au goût

Préparation:

Coupez les aubergines en fines tranches et faites-les griller des deux côtés jusqu'à ce qu'elles soient tendres. Hachez l'oignon et l'ail et faites-les revenir dans une poêle avec de l'huile d'olive. Ajoutez les tomates pelées et laissez cuire environ 15 minutes. Dans une autre poêle, cuire les épinards jusqu'à ce qu'ils soient flétris. Dans un plat allant au four, alterner les couches d'aubergines grillées, de lasagnes, de sauce tomate, d'épinards et de ricotta. Terminez par une dernière couche de lasagne, de sauce tomate et de parmesan. Cuire au four préchauffé à 180°C pendant environ 30 minutes, jusqu'à ce que le fromage soit doré et que les lasagnes soient chaudes et bouillonnantes. Laissez reposer quelques minutes avant de servir. Valeurs nutritionnelles (par portion) : Calories : 380 kcal Protéines : 20g Lipides : 15g Glucides : 40g Fibres : 8g Sucres : 10g Sodium : 700mg.

TAGLIATELLES DE KONJAC
SAUCE TOMATE BASILIC

Temps de préparation : 10 minutes

Temps de cuisson : 15 minutes

Doses pour 4 personnes :

Ingrédients:

Nouilles Konjac : 400g

Tomates pelées : 400g

Ail : 2 gousses

Basilic frais : 1 bouquet

Huile d'olive extra vierge :

2 cuillères à soupe

Sel et poivre au goût

Préparation:

Rincez bien les tagliatelles de konjac sous l'eau courante et faites-les cuire dans l'eau bouillante pendant 23 minutes. Dans une poêle, faites chauffer l'huile d'olive et faites revenir l'ail finement haché. Ajoutez les tomates pelées et laissez cuire environ 10 minutes en les écrasant à la fourchette. Ajoutez le basilic frais haché, salez et poivrez. Ajoutez les tagliatelles de konjac égouttées et faites revenir quelques minutes pour absorber l'assaisonnement. Servir chaud, garni de feuilles de basilic frais. Valeurs nutritionnelles (par portion) : Calories : 120 kcal Protéines : 2g Lipides : 4g Glucides : 20g Fibres : 10g Sucres : 5g Sodium : 500mg.

QUINOA AUX LÉGUMES GRILLÉS

Temps de préparation : 15 minutes

Temps de cuisson : 20 minutes

Doses pour 4 personnes :

Ingrédients:

Quinoa : 1 tasse environ 200 g.

Aubergine : 1 grosse

Courgettes : 2 moyennes

Poivrons rouges : 1 gros

Oignon rouge : 1 gros

Tomates cerises : 200g

Huile d'olive extra vierge : 3 cuillères à soupe

Jus de citron : 2 cuillères à soupe

Sel et poivre au goût

Préparation:

Bien rincer le quinoa sous l'eau froide. Cuire le quinoa dans de l'eau bouillante légèrement salée en suivant les instructions sur le paquet, environ 15/20 minutes. Pendant ce temps, coupez les aubergines, les courgettes, les poivrons et l'oignon en tranches. Faites chauffer un gril ou une poêle antiadhésive et faites griller les légumes jusqu'à ce qu'ils soient tendres et légèrement dorés. Dans un grand bol, mélanger le quinoa cuit avec les légumes grillés. Ajoutez les tomates cerises coupées en deux. Assaisonner avec de l'huile d'olive, du jus de citron, du sel et du poivre. Servir chaud ou froid en plat principal ou en accompagnement. Valeurs nutritionnelles (par portion) : Calories : 250 kcal Protéines : 8g Lipides : 8g Glucides : 40g Fibres : 7g Sucres : 5g Sodium : 300mg.

RAVIOLIS ENTIER FAURRÉS À LA RICOTTA ET AUX ÉPINARDS

Temps de préparation : 30 minutes

Temps de cuisson : 10 minutes

Doses pour 4 personnes :

Ingrédients:

Raviolis complets : 400g

Ricotta fraîche : 250g

Épinards frais : 200g

Parmesan râpé : 50g

Noix de muscade : au goût

Sel et poivre au goût

Préparation:

Faire bouillir les épinards dans de l'eau bouillante salée pendant 23 minutes. Égouttez-les et essorez-les bien pour éliminer l'excès d'eau. Dans un grand bol, mélanger les épinards bouillis, la ricotta fraîche, le parmesan râpé, la muscade, le sel et le poivre. Bien mélanger jusqu'à obtenir un mélange homogène. Étalez la pâte à raviolis et répartissez la garniture en petites quantités régulièrement espacées. Fermez les raviolis avec une autre feuille de pâtes en appuyant bien sur les bords pour les sceller. Faites cuire les raviolis dans beaucoup d'eau bouillante salée pendant environ 4/5 minutes ou jusqu'à ce qu'ils remontent à la surface. Égouttez-les avec une écumoire et assaisonnez-les avec votre sauce préférée ou un filet d'huile d'olive. Valeurs nutritionnelles (par portion) : Calories : 350 kcal Protéines : 15g Lipides : 10g Glucides : 50g Fibres : 8g Sucres : 3g Sodium : 400mg.

SPAGHETTI À LA CITROUILLE ET SAUCE TOMATE

Temps de préparation : 15 minutes

Temps de cuisson : 20 minutes

Doses pour 4 personnes :

Ingrédients:

Citrouille : 1 grosse

Tomates mûres : 4 grosses

Ail : 3 gousses

Basilic frais : 1 bouquet

Huile d'olive extra vierge : 3 cuillères à soupe

Sel et poivre au goût

Préparation:

Coupez le potiron en deux et retirez les graines. À l'aide d'un éplucheur ou d'un éplucheur de pommes de terre, réalisez des spaghettis à partir de la pulpe de potiron. Dans une poêle, faites chauffer l'huile d'olive et ajoutez l'ail émincé. Faire revenir légèrement l'ail. Ajouter les tomates en dés et cuire environ 10/15 minutes jusqu'à ce qu'elles deviennent tendres et qu'une sauce se forme. Ajoutez le basilic frais haché et assaisonnez de sel et de poivre. Dans une autre casserole, faites cuire la courge spaghetti dans de l'eau légèrement salée pendant environ 5/7 minutes, jusqu'à ce qu'elle soit al dente. Égouttez les courges spaghetti et assaisonnez-les avec la sauce tomate. Servir chaud, garni de basilic frais. Valeurs nutritionnelles (par portion) : Calories : 150 kcal Protéines : 3g Lipides : 7g Glucides : 20g Fibres : 5g Sucres : 8g Sodium : 300mg

GNOCCHIS DE PATATE DOUCE AU PESTO DE BASILIC

Temps de préparation : 30 minutes

Temps de cuisson : 10 minutes

Doses pour 4 personnes :

Ingrédients:

Patates douces : 4 moyennes

Farine de blé entier : 1 tasse

Oeufs : 1 gros

Basilic frais : 1 bouquet

Noix : 50g

Parmesan râpé : 50g

Huile d'olive extra vierge : 3 cuillères à soupe

Ail : 2 gousses, Sel et poivre au goût

Préparation:

Cuire les patates douces avec leur peau dans de l'eau bouillante jusqu'à ce qu'elles soient tendres. Égouttez-les et laissez-les refroidir légèrement. Retirez la peau des patates douces et écrasez-les avec un presse-purée ou une fourchette dans un grand bol. Ajouter la farine complète, l'œuf, le sel et le poivre à la purée de pommes de terre et mélanger jusqu'à consistance lisse. Divisez la pâte en petites portions et façonnez des gnocchis. Dans une casserole, porter à ébullition de l'eau légèrement salée. Faites cuire les gnocchis dans l'eau bouillante jusqu'à ce qu'ils remontent à la surface. Pendant ce temps, préparez le pesto de basilic en mélangeant le basilic frais, les noix, le parmesan, l'ail, l'huile d'olive, le sel et le poivre dans un mixeur. Égouttez les gnocchis et assaisonnez-les avec le pesto de basilic. Servir chaud, garni de noix hachées et de parmesan râpé. Valeurs nutritionnelles (par portion) : Calories : 320 kcal Protéines : 8g Lipides : 12g Glucides : 45g Fibres : 6g Sucres : 8g Sodium : 400mg.

RISOTTO D'ÉPEAUTRE AU SAFRAN ET ASPERGES

Temps de préparation : 10 minutes

Temps de cuisson : 30 minutes

Doses pour 4 personnes :

Ingrédients:

Épeautre : 300g

Asperges : 1 botte

Safran : 1 sachet

Bouillon de légumes : 1 litre

Oignon : 1 gros

Vin blanc sec : 1/2 verre

Huile d'olive extra vierge : 2 cuillères à soupe

Sel et poivre au goût

Préparation:

Coupez les asperges en morceaux et faites-les cuire à la vapeur jusqu'à ce qu'elles soient tendres mais croquantes. Dans une poêle, faites chauffer l'huile d'olive et faites revenir l'oignon finement haché. Ajoutez l'épeautre et faites-le légèrement griller pendant quelques minutes. Mélangez avec le vin blanc sec et ajoutez le safran. Ajoutez progressivement le bouillon de légumes chaud, en remuant de temps en temps, jusqu'à ce que l'épeautre soit cuit et que le risotto ait atteint une consistance crémeuse. Ajouter les asperges cuites au risotto, assaisonner de sel et de poivre. Servir chaud, garni d'une pincée de safran sur chaque plat. Valeurs nutritionnelles (par portion) : Calories : 300 kcal Protéines : 10g Lipides : 5g Glucides : 55g Fibres : 8g Sucres : 3g Sodium : 600mg

OMELETTE AUX SPAGHETTI DE COURGETTE AUX TOMATES

Temps de préparation : 15 minutes

Temps de cuisson : 15 minutes

Doses pour 4 personnes :

Ingrédients:

Courgettes : 4 moyennes

Oeufs : 6 gros

Tomates cerises : 200g

Parmesan râpé : 50g

Oignon : 1 moyen

Huile d'olive extra vierge : 2 cuillères à soupe

Persil frais : au goût

Sel et poivre au goût

Préparation:

Coupez les courgettes en spaghettis à l'aide d'un spiraliseur. Dans une poêle antiadhésive, faites chauffer l'huile d'olive et ajoutez l'oignon finement haché. Faire revenir l'oignon. Ajoutez les spaghettis de courgettes et les tomates cerises coupées en deux. Cuire environ 5/7 minutes jusqu'à ce que les courgettes soient tendres. Dans un bol, battez les œufs avec le parmesan râpé, le persil frais haché, le sel et le poivre. Versez les œufs battus sur les spaghettis de courgettes et de tomates cerises dans la poêle. Cuire à feu moyen-doux jusqu'à ce que l'omelette soit prise sur les bords mais encore légèrement liquide au centre. Transférer la poêle sous le grill du four pendant 3/5 minutes ou jusqu'à ce que la surface soit dorée et que l'omelette soit complètement cuite. Coupez l'omelette en quartiers et servez chaude ou à température ambiante. Valeurs nutritionnelles (par portion) : Calories : 180 kcal Protéines : 12g Lipides : 10g Glucides : 12g Fibres : 3g Sucres : 4g Sodium : 300mg.

RIZ BASMATI AU CURRY DE LÉGUMES

Temps de préparation : 15 minutes

Temps de cuisson : 20 minutes

Doses pour 4 personnes :

Ingrédients:

Riz basmati : 2 tasses 400 gr.

Mélange de légumes (par exemple carottes, pois,

poivrons, oignon) : 500g

Lait de coco : 1 boîte

Curry en poudre : 2 cuillères à soupe

Ail : 2 gousses

Gingembre frais râpé : 1 cuillère à soupe

Huile d'olive extra vierge : 2 cuillères à soupe

Sel et poivre au goût

Préparation:

Faites cuire le riz basmati selon les instructions sur l'emballage. Dans une grande poêle, faites chauffer l'huile d'olive et ajoutez l'ail émincé et le gingembre râpé. Faites frire pendant une minute. Ajouter les légumes hachés et cuire jusqu'à ce qu'ils soient tendres mais croustillants. Versez le lait de coco dans la poêle avec les légumes, ajoutez la poudre de curry, salez et poivrez. Bien mélanger et laisser cuire à feu moyen environ 5/7 minutes. Ajoutez le riz basmati dans la poêle avec le curry de légumes et remuez doucement jusqu'à ce que le riz soit bien assaisonné de curry. Servir chaud et garnir d'herbes fraîches si désiré. Valeurs nutritionnelles (par portion) : Calories : 300 kcal Protéines : 7g Lipides : 10g Glucides : 45g Fibres : 6g Sucres : 5g Sodium : 400mg

COUSCOUS ENTIER AUX POIS CHICHES ET TOMATE

Temps de préparation : 10 minutes

Temps de cuisson : 10 minutes

Doses pour 4 personnes :

Ingrédients:

Couscous complet : 2 tasses environ 200 gr.

Pois chiches cuits : 1 boîte

Tomates cerises : 250g

Oignon rouge : 1 moyen

Persil frais : au goût

Huile d'olive extra vierge : 2 cuillères à soupe

Jus de citron : 2 cuillères à soupe

Sel et poivre au goût

Préparation:

Préparez le couscous complet en suivant les instructions sur l'emballage. Dans une poêle, faites chauffer l'huile d'olive et ajoutez l'oignon rouge finement haché. Faire revenir quelques minutes jusqu'à ce qu'il soit translucide. Ajoutez les tomates cerises coupées en deux et les pois chiches cuits. Cuire encore 5/7 minutes jusqu'à ce que les tomates cerises commencent à libérer leur jus. Dans un grand bol, mélanger le couscous complet préparé avec les tomates cerises, les pois chiches et l'oignon. Assaisonner avec du jus de citron, du sel, du poivre et du persil frais haché. Servir chaud ou à température ambiante en accompagnement ou en plat principal. Valeurs nutritionnelles (par portion) : Calories : 250 kcal Protéines : 8g Lipides : 5g Glucides : 40g Fibres : 8g Sucres : 5g Sodium : 300mg.

FETTUCCINE D'AVOINE À LA CRÈME DE CHAMPIGNONS

Temps de préparation : 15 minutes

Temps de cuisson : 20 minutes

Doses pour 4 personnes :

Ingrédients:

Fettuccines d'avoine : 400g

Champignons mélangés (par exemple champignons, cèpes) : 500g

Oignon : 1 moyen, Ail : 2 gousses

Bouillon de légumes : 500 ml

Crème végétale : 200ml

Huile d'olive extra vierge : 2 cuillères à soupe

Persil frais : au goût, Sel et poivre au goût

Préparation:

Faites cuire les fettuccines d'avoine dans beaucoup d'eau salée en suivant les instructions sur l'emballage.

Égouttez-les al dente et réservez un peu d'eau de cuisson. Dans une poêle, faites chauffer l'huile d'olive et ajoutez l'oignon émincé et l'ail émincé. Faire frire jusqu'à ce qu'ils soient dorés. Ajouter les champignons tranchés et cuire jusqu'à ce qu'ils soient dorés et aient libéré leur jus. Ajoutez le bouillon de légumes et laissez cuire 10 minutes. Mixez les champignons au mixeur plongeant jusqu'à obtenir une crème onctueuse. Ajoutez la crème végétale à la crème de champignons et mélangez bien. Mélangez les fettuccines d'avoine avec la crème de champignons en ajoutant si nécessaire un peu d'eau de cuisson pour obtenir une consistance crémeuse. Assaisonner de sel et de poivre et servir chaud, garni de persil frais haché. Valeurs nutritionnelles (par portion) : Calories : 350 kcal Protéines : 10g Lipides : 12g Glucides : 50g Fibres : 8g Sucres : 5g Sodium : 400mg.

VERMICELLES DE RIZ AUX CREVETTES ET LÉGUMES

Temps de préparation : 20 minutes

Temps de cuisson : 15 minutes

Doses pour 4 personnes :

Ingrédients:

Vermicelles de riz : 300g

Crevettes décortiquées et nettoyées : 300g

Mélange de légumes en julienne (par exemple carottes,

courgettes, poivrons) : 500g

Sauce soja : 3 cuillères à soupe

Ail : 2 gousses

Gingembre frais râpé : 1 cuillère à soupe

Huile de sésame : 2 cuillères à soupe

Piment frais (facultatif) : au goût

Persil frais : au goût, Sel et poivre au goût

Préparation:

Faites cuire les vermicelles de riz dans de l'eau bouillante salée en suivant les instructions figurant sur le paquet. Égoutter et rincer à l'eau froide pour arrêter la cuisson. Dans une poêle, faites chauffer l'huile de sésame et ajoutez l'ail émincé, le gingembre râpé et le piment frais (si utilisé). Faites frire pendant une minute. Ajouter les crevettes et cuire jusqu'à ce qu'elles soient roses et bien cuites. Ajouter les légumes en julienne et cuire jusqu'à ce qu'ils soient tendres mais croustillants. Ajouter les vermicelles de riz dans la poêle avec les crevettes et les légumes. Ajouter la sauce soja, assaisonner de sel et de poivre et bien mélanger pour répartir uniformément les saveurs. Servir chaud, garni de persil frais haché. Valeurs nutritionnelles (par portion) : Calories : 320 kcal Protéines : 20g Lipides : 8g Glucides : 45g Fibres : 6g Sucres : 3g Sodium : 600mg.

POLENTA AVEC SAUCE DE TOMATE ET CHAMPIGNONS

Temps de préparation : 10 minutes

Temps de cuisson : 30 minutes

Doses pour 4 personnes :

Ingrédients:

Polenta instantanée : 250g

Champignons mélangés (par exemple champignons,

cèpes) : 400g

Tomates pelées : 400g

Oignon : 1 moyen

Ail : 2 gousses

Bouillon de légumes : 500 ml

Huile d'olive extra vierge : 2 cuillères à soupe

Persil frais : au goût

Sel et poivre au goût

Préparation:

Préparez la polenta instantanée selon les instructions sur l'emballage. Versez la polenta cuite dans une casserole et laissez refroidir. Dans une poêle, faites chauffer l'huile d'olive et ajoutez l'oignon émincé et l'ail émincé. Faire frire jusqu'à ce qu'ils soient dorés. Ajouter les champignons tranchés et cuire jusqu'à ce qu'ils soient dorés. Ajoutez les tomates pelées et écrasez-les à la fourchette. Cuire environ 15/20 minutes jusqu'à ce que le ragù épaississe légèrement. Assaisonnez de sel et de poivre et ajoutez du persil frais haché. Coupez la polenta en morceaux et servez chaude avec le ragù de tomates et de champignons dessus. Valeurs nutritionnelles (par portion) : Calories : 350 kcal Protéines : 8g Lipides : 10g Glucides : 55g Fibres : 10g Sucres : 5g Sodium : 600mg

PÂTES DE LENTILLES, TOMATES ET BASILIC

Temps de préparation : 15 minutes

Temps de cuisson : 10 minutes

Doses pour 4 personnes :

Ingrédients:

Pâtes aux lentilles : 300g

Tomates cerises : 300g

Ail : 2 gousses

Basilic frais : au goût

Huile d'olive extra vierge :

2 cuillères à soupe

Sel et poivre au goût

Préparation:

Cuire les pâtes de lentilles dans beaucoup d'eau salée en suivant les instructions figurant sur l'emballage. Égouttez et réservez un peu d'eau de cuisson. Dans une poêle, faites chauffer l'huile d'olive et ajoutez l'ail émincé. Faire frire jusqu'à ce qu'ils soient dorés. Ajoutez les tomates cerises coupées en deux et laissez cuire quelques minutes jusqu'à ce qu'elles commencent à libérer leur jus. Ajouter la pâte de lentilles dans la poêle avec les tomates cerises et bien mélanger. Si nécessaire, ajoutez un peu d'eau de cuisson des pâtes pour obtenir une consistance crémeuse. Assaisonner de sel et de poivre et garnir de feuilles de basilic frais. Servir chaud et savoureux ! Valeurs nutritionnelles (par portion) : Calories : 320 kcal Protéines : 15g Lipides : 8g Glucides : 50g Fibres : 10g Sucres : 5g Sodium : 400mg.

RISOTTO À L'ENCRE DE CALMAR AUX CREVETTES

Temps de préparation : 15 minutes

Temps de cuisson : 20 minutes

Doses pour 4 personnes :

Ingrédients:

Riz pour risotto : 320g

Encre de calmar (sachets) : 2

Crevettes décortiquées : 300g

Bouillon de légumes : 1 litre

Oignon : 1 moyen

Vin blanc sec : 120 ml

Beurre : 50g

Parmesan râpé : 50g

Huile d'olive extra vierge : 2 cuillères à soupe

Sel et poivre au goût

Préparation:

Dans une casserole, faites chauffer le bouillon de légumes et gardez-le au chaud. Dans une poêle, faites revenir l'oignon finement haché dans l'huile d'olive. Ajoutez le riz et faites-le griller quelques minutes. Déglacer avec le vin blanc et laisser l'alcool s'évaporer. Ajoutez l'encre de seiche préalablement nettoyée et hachée. Ajoutez une louche de bouillon chaud à la fois, en remuant de temps en temps, jusqu'à ce que le riz soit cuit al dente. A mi-cuisson, ajoutez les crevettes décortiquées. Mélangez le risotto avec le beurre et le parmesan râpé. Ajoutez du sel et du poivre si nécessaire et servez chaud. Valeurs nutritionnelles (par portion) : Calories : 400 kcal Protéines : 18g Lipides : 12g Glucides : 55g Fibres : 2g Sucres : 1g Sodium : 700mg

KAMUT CAPELLINI À L'AIL, À L'HUILE ET AU PIMENT

Temps de préparation : 5 minutes

Temps de cuisson : 8 minutes

Doses pour 4 personnes :

Ingrédients:

Cheveux Kamut : 340 g

Ail : 4 gousses

Piment frais : 1 pièce

Huile d'olive extra vierge :

4 cuillères à soupe

Persil frais : au goût

Sel au goût

Préparation:

Faites cuire le kamut Capellini dans beaucoup d'eau salée en suivant les instructions sur l'emballage. Pendant ce temps, dans une poêle, faites chauffer l'huile d'olive et ajoutez l'ail haché et le piment frais coupé en fines tranches. Faire revenir l'ail et le piment à feu moyen jusqu'à ce que l'ail soit doré. Égouttez les Capellini al dente et transférez-les dans la poêle avec l'huile, l'ail et le piment. Faire revenir les Capellini pendant une minute pour ajouter de la saveur. Ajoutez le persil frais haché et salez si nécessaire. Servir chaud et savoureux ! Valeurs nutritionnelles (par portion) : Calories : 350 kcal Protéines : 10g Lipides : 12g Glucides : 50g Fibres : 8g Sucres : 2g Sodium : 400mg.

PAPILLONS ENTIERES AU PESTO AUX ÉPINARDS ET DE NOIX

Temps de préparation : 15 minutes

Temps de cuisson : 10 minutes

Doses pour 4 personnes :

Ingrédients:

Farfalles complètes : 350g

Épinards frais : 200g

Noix : 50g

Ail : 2 gousses

Huile d'olive extra vierge :

4 cuillères à soupe

Parmesan râpé : 50g

Sel et poivre au goût

Préparation:

Faites cuire les farfalle entières dans beaucoup d'eau salée en suivant les instructions sur l'emballage. Égouttez-les al dente et réservez un peu d'eau de cuisson. Dans une poêle, faites chauffer l'huile d'olive et ajoutez les épinards frais. Faites-les cuire jusqu'à ce qu'ils flétrissent. Mettez les épinards et les noix dans un mixeur, ainsi que l'ail émincé et le parmesan râpé. Mixez le tout jusqu'à obtenir une consistance homogène. Diluer le pesto avec un peu d'eau de cuisson des farfalles, si nécessaire. Mélanger les farfalle avec le pesto d'épinards et de noix, en mélangeant bien pour répartir uniformément la sauce. Assaisonner de sel et de poivre et servir chaud. Valeurs nutritionnelles (par portion) : Calories : 380 kcal Protéines : 12g Lipides : 15g Glucides : 50g Fibres : 8g Sucres : 2g Sodium : 500mg

MINESTRONE AU QUINOA ET HARICOTS

Temps de préparation : 15 minutes

Temps de cuisson : 30 minutes

Doses pour 4 personnes :

Ingrédients:

Quinoa : 150g

Haricots mélangés (cannellini,

borlotti, etc.) : 400g

Carottes : 2 moyennes

Céleri : 2 branches

Oignon : 1 moyen

Tomates mûres : 2 grosses

Bouillon de légumes : 1 litre

Huile d'olive extra vierge : 2 cuillères à soupe

Persil frais : au goût

Sel et poivre au goût

Préparation:

Dans une casserole, faites chauffer l'huile d'olive et ajoutez l'oignon émincé, les carottes coupées en dés et le céleri haché. Faire revenir jusqu'à ce que les légumes soient fanés. Ajoutez les tomates mûres coupées en dés et laissez cuire quelques minutes. Versez le bouillon de légumes dans la casserole et portez à ébullition. Ajoutez le quinoa et les haricots égouttés et rincés. Cuire à feu moyen-doux jusqu'à ce que le quinoa soit cuit et que les haricots soient tendres. Assaisonner de sel et de poivre si nécessaire et garnir de persil frais haché. Servez chaud et savourez cette soupe savoureuse et nutritive ! Valeurs nutritionnelles (par portion) : Calories : 320 kcal Protéines : 12g Lipides : 8g Glucides : 50g Fibres : 10g Sucres : 5g Sodium : 600mg.

SPAGHETTI AU SARRASIN AVEC SAUCE LÉGUMES

Temps de préparation : 15 minutes

Temps de cuisson : 20 minutes

Doses pour 4 personnes :

Ingrédients:

Spaghettis de sarrasin : 340g

Mélange de légumes au choix (courgettes, aubergines, poivrons, carottes) : 500g

Tomates pelées : 400g

Oignon : 1 moyen

Ail : 2 gousses

Persil frais : au goût

Huile d'olive extra vierge : 2 cuillères à soupe

Sel et poivre au goût

Préparation:

Coupez les légumes en cubes ou en julienne. Dans une poêle, faites chauffer l'huile d'olive et ajoutez l'oignon émincé et l'ail émincé. Faire frire jusqu'à ce qu'ils soient dorés. Ajouter les légumes hachés et cuire jusqu'à ce qu'ils soient tendres. Ajoutez les tomates pelées et écrasez-les à la fourchette. Cuire environ 15/20 minutes jusqu'à ce que le ragù épaississe légèrement. Assaisonnez de sel et de poivre et ajoutez du persil frais haché. Pendant ce temps, faites cuire les spaghettis de sarrasin dans beaucoup d'eau salée en suivant les instructions sur l'emballage. Égouttez les spaghettis al dente et assaisonnez-les avec le ragù de légumes. Servir chaud, garni d'un peu de persil frais haché. Valeurs nutritionnelles (par portion) : Calories : 350 kcal Protéines : 10g Lipides : 8g Glucides : 60g Fibres : 12g Sucres : 8g Sodium : 500mg

RAVIOLIS À LA CITROUILLE AU BEURRE ET À LA SAUGE

Temps de préparation : 30 minutes

Temps de cuisson : 5 minutes

Doses pour 4 personnes :

Ingrédients:

Raviolis au potiron : 400g

Citrouille : 500g

Beurre : 50g

Feuilles de sauge fraîches : 10/12

Parmesan râpé : au goût

Sel au goût

Préparation:

Faites bouillir la citrouille jusqu'à ce qu'elle soit tendre, puis écrasez-la avec une fourchette ou mixez-la jusqu'à ce qu'elle devienne une purée. Faites cuire les raviolis au potiron dans beaucoup d'eau salée en suivant les instructions sur l'emballage. Égouttez-les al dente. Dans une poêle, faire fondre le beurre à feu moyen jusqu'à ce qu'il commence à dorer. Ajoutez les feuilles de sauge et laissez-les dorer légèrement. Ajouter les raviolis à la citrouille égouttés dans la poêle avec le beurre et la sauge, en remuant doucement pour répartir l'assaisonnement. Servir les raviolis chauds en les saupoudrant de parmesan râpé selon votre goût. Valeurs nutritionnelles (par portion) : Calories : 400 kcal Protéines : 12g Lipides : 15g Glucides : 55g Fibres : 8g Sucres : 5g Sodium : 400mg.

SOUPE D'ORGE ET LÉGUMES

Temps de préparation : 15 minutes

Temps de cuisson : 30 minutes

Doses pour 4 personnes :

Ingrédients:

Orge : 150g

Mélange de légumes au choix (carottes,
céleri, pommes de terre, courgettes) : 500g

Oignon : 1 moyen

Ail : 2 gousses

Bouillon de légumes : 1 litre

Persil frais : au goût

Huile d'olive extra vierge : 2 cuillères à soupe

Sel et poivre au goût

Préparation:

Coupez les légumes en cubes ou en petits morceaux. Dans une casserole, faites chauffer l'huile d'olive et ajoutez l'oignon émincé et l'ail émincé. Faire frire jusqu'à ce qu'ils soient dorés. Ajouter les légumes hachés et cuire jusqu'à ce qu'ils soient tendres. Ajouter l'orge et le bouillon de légumes. Portez à ébullition puis réduisez le feu. Laisser mijoter jusqu'à ce que l'orzo soit cuit et que les légumes soient tendres. Assaisonnez de sel et de poivre et ajoutez du persil frais haché. Servir chaud, accompagné d'une tranche de pain complet, si vous préférez. Valeurs nutritionnelles (par portion) : Calories : 300 kcal Protéines : 8g Lipides : 6g Glucides : 50g Fibres : 10g Sucres : 5g Sodium : 600mg

LINGUINE DE POIS CHICHES AUX TOMATES ET OLIVES NOIRES

Temps de préparation : 10 minutes

Temps de cuisson : 15 minutes

Doses pour 4 personnes :

Ingrédients:

Linguines aux pois chiches : 320g

Tomates cerises : 250g

Olives noires : 100g

Ail : 2 gousses

Huile d'olive extra vierge : 3 cuillères à soupe

Piment (facultatif) : au goût

Basilic frais : au goût

Sel au goût

Préparation:

Faites cuire les linguines aux pois chiches dans beaucoup d'eau salée en suivant les instructions sur l'emballage. Égouttez-les al dente. Dans une poêle, faites chauffer l'huile d'olive et ajoutez l'ail émincé et, si désiré, le piment. Ajoutez les tomates cerises coupées en deux et les olives noires dénoyautées. Cuire quelques minutes jusqu'à ce que les tomates cerises commencent à libérer leur jus. Ajouter les linguines aux pois chiches égouttés directement dans la poêle avec l'assaisonnement. Ajoutez du sel si nécessaire. Servir les linguines chaudes, garnies de basilic frais au goût. Valeurs nutritionnelles (par portion) : Calories : 380 kcal Protéines : 14g Lipides : 10g Glucides : 60g Fibres : 12g Sucres : 5g Sodium : 400mg.

RECETTES
DEUXIÈME PLATS

POITRINE DE POULET AU CITRON AVEC BROCCOLETTI

Temps de préparation : 10 minutes

Temps de cuisson : 20 minutes

Doses pour 4 personnes :

Ingrédients:

Blanc de poulet : 4 filets (environ 600g)

Citron : 2 gros (jus

et zeste râpé)

Ail : 3 gousses finement hachées

Brocoli : 500g, nettoyé et coupé en morceaux

Huile d'olive extra vierge : 3 cuillères à soupe

Persil frais : au goût

Sel et poivre au goût

Préparation:

Préchauffer le four à 200°C. Dans un bol, mélangez le jus de citron et le zeste râpé avec l'ail émincé, le sel, le poivre et l'huile d'olive. Disposez les filets de poitrine de poulet sur une plaque allant au four et badigeonnez-les de marinade au citron. Cuire le poulet au four environ 20 minutes ou jusqu'à ce qu'il soit bien cuit et doré. Pendant ce temps, faites cuire le brocoli dans de l'eau bouillante salée pendant environ 7 minutes ou jusqu'à ce qu'il soit tendre mais croustillant. Égouttez le brocoli et assaisonnez-le avec un filet d'huile d'olive et du sel. Servir la poitrine de poulet au citron avec le brocoli chaud, garni de persil frais haché. Valeurs nutritionnelles (par portion) : Calories : 300 kcal Protéines : 40g Lipides : 12g Glucides : 10g Fibres : 5g Sucres : 2g Sodium : 500mg

SAUMON GRILLÉ À LA SAUCE D'AVOCAT

Temps de préparation : 15 minutes

Temps de cuisson : 10 minutes

Doses pour 4 personnes :

Ingrédients:

Filets de saumon : 4 (environ 800g)

Avocat mûr : 2 gros

Jus de citron : 2 cuillères à soupe

Ail : 1 gousse finement hachée

Piment frais : 1 pièce,

finement haché (facultatif)

Sel et poivre au goût

Huile d'olive extra vierge : 2 cuillères à soupe

Préparation:

Préchauffez le gril. Dans un bol, écrasez les avocats et mélangez-les avec le jus de citron, l'ail émincé, le piment (si désiré), le sel et le poivre. Badigeonner légèrement les filets de saumon d'huile d'olive et assaisonner de sel et de poivre. Griller le saumon environ 4 à 5 minutes de chaque côté ou jusqu'à ce qu'il soit cuit mais encore juteux. Servir le saumon chaud, accompagné de la sauce avocat. Valeurs nutritionnelles (par portion) : Calories : 350 kcal Protéines : 30g Lipides : 20g Glucides : 10g Fibres : 8g Sucres : 2g Sodium : 500mg.

PIZZAIOLA DE VEAU AUX TOMATES ET ORIGAN

Temps de préparation : 15 minutes

Temps de cuisson : 30 minutes

Doses pour 4 personnes :

Ingrédients:

Tranches de veau : 600g

Tomates pelées : 400g

Ail : 3 gousses finement hachées

Origan frais ou séché : 2 cuillères à soupe

Huile d'olive extra vierge : 3 cuillères à soupe

Sel et poivre au goût

Préparation:

Faites chauffer l'huile d'olive dans une poêle antiadhésive et faites dorer les tranches de veau des deux côtés jusqu'à ce qu'elles soient dorées. Retirez le veau de la poêle et réservez. Dans la même poêle, ajoutez l'ail émincé et faites-le revenir jusqu'à ce qu'il soit doré. Ajoutez les tomates pelées, l'origan, le sel et le poivre. Écrasez légèrement les tomates avec une fourchette. Cuire à feu moyen-doux pendant environ 15 minutes ou jusqu'à ce que la sauce épaississe. Ajouter les tranches de veau à la sauce, couvrir la poêle et cuire encore 10 à 15 minutes ou jusqu'à ce que la viande soit tendre. Servir la pizzaiola de veau chaude, garnie d'un peu d'origan frais. Valeurs nutritionnelles (par portion) : Calories : 350 kcal Protéines : 40g Lipides : 15g Glucides : 10g Fibres : 3g Sucres : 5g Sodium : 600mg

FILET DE TRUITE AU FOUR AUX AMANDES

Temps de préparation : 10 minutes

Temps de cuisson : 20 minutes

Doses pour 4 personnes :

Ingrédients:

Filets de truite : 4 (environ 800g)

Amandes effilées : 50g

Citron : 1, coupé en fines tranches

Persil frais : au goût

Sel et poivre au goût

Beurre : 2 cuillères à soupe

Préparation:

Préchauffer le four à 180°C. Disposez les filets de truite sur une plaque à pâtisserie légèrement beurrée. Assaisonnez les filets avec du sel, du poivre et des tranches de citron. Répartir uniformément les amandes effilées sur les filets de truite. Ajoutez quelques flocons de beurre sur les filets. Cuire au four environ 15/20 minutes ou jusqu'à ce que le poisson soit cuit et que les amandes soient légèrement dorées. Servir la truite au four chaude, garnie de persil frais haché. Valeurs nutritionnelles (par portion) : Calories : 300 kcal Protéines : 25g Lipides : 18g Glucides : 5g Fibres : 2g Sucres : 1g Sodium : 400mg.

POULET AUX HERBES AVEC CÔTÉ D'ASPERGES

Temps de préparation : 15 minutes

Temps de cuisson : 25 minutes

Doses pour 4 personnes :

Ingrédients:

Blanc de poulet : 4 (environ 600g)

Herbes fraîches hachées

(romarin, thym, sauge) : 2 cuillères à soupe

Citron : 1, jus et zeste râpé

Ail : 3 gousses finement hachées

Asperges : 500g, nettoyées et coupées

Huile d'olive extra vierge : 3 cuillères à soupe

Sel et poivre au goût

Préparation:

Préchauffer le four à 200°C. Dans un bol, mélangez les herbes hachées, le jus et le zeste de citron, l'ail émincé, le sel, le poivre et l'huile d'olive. Badigeonner la poitrine de poulet de marinade aux herbes des deux côtés. Placer le poulet sur une plaque à pâtisserie et cuire au four pendant environ 20/25 minutes ou jusqu'à ce qu'il soit complètement cuit et doré. Pendant ce temps, faites cuire les asperges à la vapeur ou dans de l'eau bouillante salée pendant environ 5/7 minutes, jusqu'à ce qu'elles soient tendres mais croquantes. Servir le poulet aux herbes chaud, accompagné d'asperges. Valeurs nutritionnelles (par portion) : Calories : 350 kcal Protéines : 40g Lipides : 15g Glucides : 10g Fibres : 5g Sucres : 3g Sodium : 500mg

POULET GRILLÉ AUX LÉGUMES MÉDITERRANÉENS

Temps de préparation : 20 minutes

Temps de cuisson : 20 minutes

Doses pour 4 personnes :

Ingrédients:

Blanc de poulet : 4 (environ 600g)

Courgettes : 2, coupées en rondelles

Aubergine : 2, coupées en dés

Poivrons : 2, coupés en lanières

Tomates : 4, coupées en quartiers

Ail : 3 gousses finement hachées

Basilic frais : au goût

Huile d'olive extra vierge : 4 cuillères à soupe

Sel et poivre au goût

Préparation:

Faites chauffer un grill ou une poêle antiadhésive. Badigeonner légèrement les poitrines de poulet d'huile d'olive et assaisonner de sel et de poivre. Griller le poulet pendant environ 5 à 7 minutes de chaque côté ou jusqu'à ce qu'il soit bien cuit et doré. Pendant ce temps, dans une poêle, faites chauffer l'huile d'olive et ajoutez l'ail émincé. Ajouter les légumes hachés (courgettes, aubergines, poivrons et tomates) et cuire jusqu'à ce qu'ils soient tendres mais croquants. Ajouter les feuilles de basilic frais et assaisonner de sel et de poivre si nécessaire. Servir le poulet grillé avec des légumes méditerranéens. Valeurs nutritionnelles (par portion) : Calories : 380 kcal Protéines : 35g Lipides : 18g Glucides : 15g Fibres : 6g Sucres : 8g Sodium : 600mg.

CURRY DE DINDE AUX LÉGUMES

Temps de préparation : 15 minutes

Temps de cuisson : 25 minutes

Doses pour 4 personnes :

Ingrédients:

Poitrine de dinde tranchée : 600g

Mélange de légumes (courgettes, carottes, poivrons) :

500 g, coupé en cubes

Oignon : 1, coupé en fines tranches

Ail : 3 gousses finement hachées

Curry en poudre : 2 cuillères à soupe

Lait de coco : 400 ml

Huile d'olive extra vierge : 3 cuillères à soupe

Sel et poivre au goût

Préparation:

Dans une grande poêle, faites chauffer l'huile d'olive et faites revenir l'oignon et l'ail jusqu'à ce qu'ils soient dorés. Ajouter les tranches de dinde et faire revenir jusqu'à ce qu'elles soient bien dorées des deux côtés. Ajouter le mélange de légumes et cuire quelques minutes jusqu'à ce qu'ils soient tendres mais croquants. Ajoutez la poudre de curry et mélangez bien. Versez le lait de coco dans la casserole, portez à ébullition, puis baissez le feu et laissez mijoter environ 10 à 15 minutes jusqu'à ce que la sauce épaississe. Assaisonnez avec du sel et du poivre selon votre goût. Servir le curry de dinde chaud avec du riz brun ou du couscous. Valeurs nutritionnelles (par portion) : Calories : 380 kcal Protéines : 30g Lipides : 20g Glucides : 20g Fibres : 5g Sucres : 6g Sodium : 600mg

OMELETTE AUX ÉPINARDS ET FROMAGE FAIBLE EN GRAS

Temps de préparation : 10 minutes

Temps de cuisson : 15 minutes

Doses pour 4 personnes :

Ingrédients:

Oeufs : 8

Épinards frais : 200 g, lavés et coupés

Fromage allégé en dés : 100g

Oignon : 1, finement haché

Huile d'olive extra vierge : 2 cuillères à soupe

Sel et poivre au goût

Préparation:

Dans une poêle antiadhésive, faites chauffer l'huile d'olive et ajoutez l'oignon émincé. Faire frire jusqu'à ce qu'il soit translucide. Ajouter les épinards frais lavés et hachés et cuire jusqu'à ce qu'ils soient fanés. Dans un bol, battez les œufs avec les dés de fromage allégé, salez et poivrez. Versez le mélange d'œufs sur les épinards dans la poêle et faites cuire à feu moyen-doux jusqu'à ce que l'omelette soit bien cuite sur les côtés. Une fois le fond bien doré, retournez l'omelette à l'aide d'une assiette et faites cuire l'autre face quelques minutes. Servir l'omelette chaude, coupée en quartiers. Valeurs nutritionnelles (par portion) : Calories : 220 kcal Protéines : 18g Lipides : 12g Glucides : 8g Fibres : 2g Sucres : 3g Sodium : 400mg.

ASPERGES VAPEUR
SAUCE CITRON
ET AMANDES

Temps de préparation : 10 minutes

Temps de cuisson : 10 minutes

Doses pour 4 personnes :

Ingrédients:

Asperges : 500g, nettoyées et coupées

Amandes effilées : 50g

Citron : 1, jus et

zeste râpé

Beurre : 2 cuillères à soupe (facultatif)

Sel et poivre au goût

Préparation:

Dans un cuiseur vapeur, porter l'eau à ébullition. Ajouter les asperges cuites à la vapeur et cuire environ 5/7 minutes ou jusqu'à ce qu'elles soient tendres mais croquantes. Pendant ce temps, dans une poêle, faites légèrement griller les amandes effilées. Pour la sauce, dans un petit bol, mélanger le jus de citron, le zeste de citron râpé, le beurre (le cas échéant), le sel et le poivre. Disposez les asperges sur une assiette de service et arrosez de sauce au citron. Saupoudrer les amandes grillées sur les asperges. Servir les asperges cuites à la vapeur chaudes. Valeurs nutritionnelles (par portion) : Calories : 100 kcal Protéines : 4g Lipides : 6g Glucides : 8g Fibres : 4g Sucres : 2g Sodium : 200mg.

POULET AU ROMARIN AVEC COURGETTES CÔTÉ

Temps de préparation : 15 minutes

Temps de cuisson : 25 minutes

Doses pour 4 personnes :

Ingrédients:

Blanc de poulet : 4 (environ 600g)

Branches de romarin frais : 4

Courgettes : 500 g, coupées en rondelles

Ail : 3 gousses finement hachées

Huile d'olive extra vierge : 3 cuillères à soupe

Sel et poivre au goût

Préparation:

Préchauffer le four à 200°C. Assaisonnez les poitrines de poulet avec du sel, du poivre et des feuilles de romarin. Dans une poêle, faites chauffer l'huile d'olive et ajoutez l'ail émincé. Faire frire jusqu'à ce qu'ils soient dorés. Ajouter les tranches de courgettes et cuire jusqu'à ce qu'elles soient tendres mais croquantes. Placer les poitrines de poulet assaisonnées sur une plaque à pâtisserie et cuire au four environ 20/25 minutes ou jusqu'à ce qu'elles soient bien cuites et dorées. Servir le poulet au romarin chaud, accompagné des courgettes. Valeurs nutritionnelles (par portion) : Calories : 280 kcal Protéines : 30g Lipides : 12g Glucides : 10g Fibres : 4g Sucres : 3g Sodium : 400mg.

ESCALOPE DE POULET AUX AMANDES ET GRAINES DE LIN

Temps de préparation : 15 minutes

Temps de cuisson : 15 minutes

Doses pour 4 personnes :

Ingrédients:

Blanc de poulet : 4 (environ 600g)

Amandes hachées : 100g

Graines de lin : 2 cuillères à soupe

Oeufs : 2, battus

Farine : 50g

Huile d'olive extra vierge : 4 cuillères à soupe

Sel et poivre au goût

Préparation:

Pressez légèrement les escalopes de poulet entre deux feuilles de papier sulfurisé pour les rendre plus fines et plus tendres. Dans un bol, mélangez les amandes hachées et les graines de lin. Tremper chaque escalope de poulet dans la farine, puis dans les œufs battus et enfin dans le mélange amandes et graines de lin en pressant bien pour faire adhérer. Faites chauffer l'huile d'olive dans une poêle antiadhésive et faites cuire les escalopes de poulet environ 5/6 minutes de chaque côté ou jusqu'à ce qu'elles soient dorées et cuites. Égouttez-les sur du papier absorbant pour éliminer l'excès d'huile. Servir les escalopes de poulet chaudes avec les plats d'accompagnement de votre choix. Valeurs nutritionnelles (par portion) : Calories : 350 kcal Protéines : 35g Lipides : 20g Glucides : 10g Fibres : 5g Sucres : 2g Sodium : 400mg

THON GRILLÉ
SAUCE CITRON

Temps de préparation : 10 minutes

Temps de cuisson : 10 minutes

Doses pour 4 personnes :

Ingrédients:

Filets de thon frais : 4 (environ 800g)

Citron : 2, jus et zeste râpé

Ail : 2 gousses finement hachées

Persil frais : 2

cuillères, finement hachées

Huile d'olive extra vierge : 4 cuillères à soupe

Sel et poivre au goût

Préparation:

Dans un bol, mélangez l'huile d'olive, le jus et le zeste de citron, l'ail émincé, le persil, le sel et le poivre. Badigeonner les filets de thon de la marinade préparée. Faites chauffer un gril ou une poêle antiadhésive et faites cuire les filets de thon environ 3/4 minutes de chaque côté ou jusqu'à ce qu'ils soient cuits mais encore légèrement roses à l'intérieur. Servir le thon grillé chaud, accompagné de la sauce citronnée. Valeurs nutritionnelles (par portion) : Calories : 280 kcal Protéines : 30g Lipides : 15g Glucides : 5g Fibres : 2g Sucres : 1g Sodium : 300mg.

SAUMON AU CUIT AVEC SAUCE CITRON ET HERBES

Temps de préparation : 10 minutes

Temps de cuisson : 20 minutes

Doses pour 4 personnes :

Ingrédients:

Filets de saumon : 4 (environ 600g)

Citron : 1, jus et zeste râpé

Ail : 2 gousses finement hachées

Persil frais : 2 cuillères à soupe, haché finement

Thym frais : 1 cuillère à soupe, haché finement

Huile d'olive extra vierge : 4 cuillères à soupe

Sel et poivre au goût

Préparation:

Préchauffer le four à 180°C. Dans un bol, mélangez l'huile d'olive, le jus et le zeste de citron, l'ail émincé, le persil, le thym, le sel et le poivre. Disposez les filets de saumon sur une plaque à pâtisserie recouverte de papier sulfurisé. Badigeonner les filets de saumon de la marinade préparée. Cuire au four environ 15/20 minutes ou jusqu'à ce que le saumon soit cuit et se défasse facilement à la fourchette. Servir le saumon cuit au four chaud, accompagné de la sauce au citron et aux herbes. Valeurs nutritionnelles (par portion) : Calories : 300 kcal Protéines : 25g Lipides : 18g Glucides : 2g Fibres : 1g Sucres : 1g Sodium : 400mg

BOULETTES DE DINDE AU CURRY

Temps de préparation : 15 minutes

Temps de cuisson : 20 minutes

Doses pour 4 personnes :

Ingrédients:

Viande de dinde hachée : 500g

Oignon : 1, finement haché

Ail : 2 gousses finement hachées

Pain râpé : 50g

Oeuf : 1, battu

Curry en poudre : 2 cuillères à soupe

Huile d'olive extra vierge : 4 cuillères à soupe

Sel et poivre au goût

Préparation:

Dans un bol, mélangez la dinde hachée avec l'oignon, l'ail, la chapelure, l'œuf, le curry, le sel et le poivre. Façonner des boulettes de viande avec les mains mouillées. Faites chauffer l'huile d'olive dans une poêle antiadhésive et faites cuire les boulettes de dinde environ 10/12 minutes en les retournant de temps en temps, jusqu'à ce qu'elles soient bien cuites et dorées. Égouttez-les sur du papier absorbant pour éliminer l'excès d'huile. Servir les boulettes de dinde au curry chaudes, accompagnées de plats d'accompagnement frais. Valeurs nutritionnelles (par portion) : Calories : 250 kcal Protéines : 20g Lipides : 12g Glucides : 10g Fibres : 2g Sucres : 1g Sodium : 300mg.

CÔTELETTES DE VEAU SAUCE AU POIVRE VERT

Temps de préparation : 15 minutes

Temps de cuisson : 20 minutes

Doses pour 4 personnes :

Ingrédients:

Tranches de veau : 4 (environ 600g)

Piment vert mariné : 2 cuillères à soupe

Crème de cuisson : 200ml

Beurre : 2 cuillères à soupe

Sel et poivre au goût

Préparation:

Salez et poivrez les tranches de veau. Dans une poêle, faire fondre le beurre et cuire les tranches de veau jusqu'à ce qu'elles soient dorées des deux côtés. Retirez les tranches de la poêle et réservez. Dans la même poêle, versez la crème de cuisson et le poivron vert. Cuire à feu moyen jusqu'à ce que la sauce épaississe légèrement. Remettez les tranches de veau dans la poêle et faites-les chauffer dans la sauce quelques minutes. Servir les côtelettes de veau chaudes avec la sauce au poivre vert. Valeurs nutritionnelles (par portion) : Calories : 350 kcal Protéines : 30g Lipides : 20g Glucides : 5g Fibres : 1g Sucres : 2g Sodium : 400mg

SOLE MUNNAIA AUX CÂPRES ET CITRON

Temps de préparation : 10 minutes

Temps de cuisson : 15 minutes

Doses pour 4 personnes :

Ingrédients:

Sole : 4 filets (environ 800g)

Farine : 50g

Beurre : 4 cuillères à soupe

Câpres : 2 cuillères à soupe, rincées

Citron : 1, jus et zeste râpé

Persil frais : 2

cuillères, finement hachées

Sel et poivre au goût

Préparation:

Salez et poivrez les filets de sole. Passer les filets de sole dans la farine en secouant l'excédent. Dans une poêle antiadhésive, faire fondre le beurre à feu moyen-vif. Ajouter les filets de sole et cuire environ 3/4 minutes de chaque côté, jusqu'à ce qu'ils soient dorés et cuits. Ajoutez les câpres, le jus et le zeste de citron ainsi que le persil. Cuire encore 2/3 minutes en retournant délicatement les filets pour les enrober de sauce. Servir chaud avec des quartiers de citron et du persil frais. Valeurs nutritionnelles (par portion) : Calories : 280 kcal Protéines : 25g Lipides : 15g Glucides : 10g Fibres : 2g Sucres : 1g Sodium : 400mg.

ARTICHAUTS À LA ROMAINE

Temps de préparation : 20 minutes

Temps de cuisson : 30 minutes

Doses pour 4 personnes :

Ingrédients:

Artichauts : 8 gros

Citron : 1, jus

Persil frais : 4 cuillères à soupe,

haché finement

Ail : 2 gousses finement hachées

Huile d'olive extra vierge : 4 cuillères à soupe

Sel et poivre au goût

Préparation:

Nettoyez les artichauts en enlevant les feuilles extérieures coriaces et en coupant les pointes. Coupez les tiges en deux. Placez les artichauts dans un bol d'eau froide additionnée de jus de citron pour éviter l'oxydation. Dans une poêle, faites chauffer l'huile d'olive et ajoutez l'ail et le persil hachés. Ajoutez les artichauts dans la poêle et faites-les revenir légèrement des deux côtés. Ajoutez de l'eau pour couvrir les artichauts et laissez-les cuire à feu moyen-doux jusqu'à ce qu'ils soient tendres. Servir chaud, arrosé d'un filet d'huile d'olive et de poivre noir fraîchement moulu. Valeurs nutritionnelles (par portion) : Calories : 120 kcal Protéines : 3g Lipides : 7g Glucides : 12g Fibres : 6g Sucres : 2g Sodium : 150mg

BOEUF HERBES AVEC SALADE DE ROQUETTE ET TOMATE

Temps de préparation : 15 minutes

Temps de cuisson : 15 minutes

Doses pour 4 personnes :

Ingrédients:

Tranches de bœuf : 600g

Mélange d'herbes fraîches (romarin,

thym, persil) : 4 cuillères à soupe,

haché finement

Ail : 2 gousses finement hachées

Roquette : 200g

Tomates cerises : 200 g, coupées en deux

Huile d'olive extra vierge : 4 cuillères à soupe

Vinaigre balsamique : 2 cuillères à soupe

Sel et poivre au goût

Préparation:

Assaisonnez les tranches de bœuf avec des herbes fraîches hachées, de l'ail, du sel et du poivre. Faites chauffer une poêle antiadhésive et faites cuire les tranches de bœuf 2/3 minutes de chaque côté ou jusqu'à la cuisson désirée. Dans un grand bol, mélanger la roquette et les tomates cerises. Assaisonnez la salade avec de l'huile d'olive, du vinaigre balsamique, du sel et du poivre. Servir les tranches de bœuf chaudes avec la salade de roquette et tomates cerises. Valeurs nutritionnelles (par portion) : Calories : 350 kcal Protéines : 30g Lipides : 15g Glucides : 10g Fibres : 3g Sucres : 5g Sodium : 250mg.

CREVETTES GRILLÉES SAUCE AIL ET PERSIL

Temps de préparation : 15 minutes

Temps de cuisson : 5 minutes

Doses pour 4 personnes :

Ingrédients:

Crevettes fraîches : 500g,

décortiqué et nettoyé

Ail : 4 gousses finement hachées

Persil frais : 4 cuillères à soupe,

haché finement

Jus de citron : 2 cuillères à soupe

Huile d'olive extra vierge : 4 cuillères à soupe

Sel et poivre au goût

Préparation:

Dans un grand bol, mélangez les gousses d'ail émincées, le persil, le jus de citron, l'huile d'olive, le sel et le poivre. Ajouter les crevettes à la marinade et bien mélanger pour les enrober uniformément. Laissez les crevettes mariner au réfrigérateur pendant au moins 30 minutes. Préchauffer le gril et cuire les crevettes marinées 2/3 minutes de chaque côté ou jusqu'à ce qu'elles soient roses et bien cuites. Servir les crevettes grillées chaudes, accompagnées de la sauce à l'ail et au persil. Valeurs nutritionnelles (par portion) : Calories : 180 kcal Protéines : 20g Lipides : 8g Glucides : 4g Fibres : 1g Sucres : 0g Sodium : 200mg

BEIGNETS DE POISSON SAUCE YAOURT

Temps de préparation : 20 minutes

Temps de cuisson : 10 minutes

Doses pour 4 personnes :

Ingrédients:

Filets de poisson blanc

(morue, merlu, etc.) :

500 g, finement haché

Oeufs : 2

Chapelure : 100g

Yaourt grec : 200g

Jus de citron : 2 cuillères à soupe

Herbes fraîches (persil, ciboulette) :

4 cuillères à soupe, finement hachées

Sel et poivre au goût

Préparation:

Dans un bol, mélangez les filets de poisson hachés, les œufs, la chapelure, les herbes fraîches, le sel et le poivre. Former des boulettes de viande avec le mélange de poisson. Faites chauffer un peu d'huile dans une poêle antiadhésive et faites frire les croquettes de poisson jusqu'à ce qu'elles soient dorées des deux côtés. Dans un bol, mélangez le yaourt grec avec le jus de citron et une pincée de sel. Servir les beignets de poisson chauds, accompagnés de la sauce yaourt. Valeurs nutritionnelles (par portion) : Calories : 220 kcal Protéines : 25g Lipides : 8g Glucides : 12g Fibres : 1g Sucres : 2g Sodium : 250mg.

AUBERGINES FARCIES AU QUINOA ET LÉGUMES

Temps de préparation : 20 minutes

Temps de cuisson : 40 minutes

Doses pour 4 personnes :

Ingrédients:

Aubergine : moyenne 4

Quinoa : 1 tasse, cuit

Mélange de légumes (courgettes,

poivrons, carottes, etc.) :

2 tasses, coupées en dés

Oignon : 1, haché

Ail : 2 gousses finement hachées

Fromage râpé : 1/2 tasse

Persil frais : 2 cuillères à soupe,

haché finement

Sel et poivre au goût

Huile d'olive extra vierge : 2 cuillères à soupe

Préparation:

Coupez les aubergines en deux dans le sens de la longueur et videz-les délicatement à l'aide d'une cuillère. Dans une poêle, faites chauffer l'huile d'olive et faites revenir l'oignon et l'ail jusqu'à ce qu'ils soient dorés. Ajouter les légumes mélangés et cuire jusqu'à tendreté. Ajoutez le quinoa cuit, le fromage râpé, le persil, le sel et le poivre à la garniture aux légumes. Remplissez les moitiés d'aubergines avec la garniture préparée. Disposez les aubergines farcies sur une plaque à pâtisserie et faites cuire au four préchauffé à 180°C pendant environ 30 minutes ou jusqu'à ce que les aubergines soient tendres. Servir chaud. Valeurs nutritionnelles (par portion) : Calories : 220 kcal Protéines : 8g Lipides : 6g Glucides : 35g Fibres : 8g Sucres : 8g Sodium : 350mg

STEAK DE BŒUF
AU POIVRE NOIR
ET TOMATES

Temps de préparation : 10 minutes

Temps de cuisson : 10 minutes

Doses pour 4 personnes :

Ingrédients:

Steaks de bœuf : 4

(environ 200g chacun)

Poivre noir moulu : 2 cuillères à soupe

Tomates cerises:

200 g, coupé en deux

Huile d'olive extra vierge : 4 cuillères à soupe

Sel au goût

Préparation:

Chauffer une poêle antiadhésive à feu moyen-vif. Saupoudrer les deux côtés des steaks de bœuf de poivre noir moulu et d'une légère pincée de sel. Ajouter les steaks dans la poêle et cuire 3/4 minutes de chaque côté pour une cuisson saignante, ou plus longtemps selon la cuisson souhaitée. Durant les dernières minutes de cuisson, ajoutez les tomates cerises coupées en deux dans la même poêle pour les réchauffer légèrement. Une fois cuits, transférez les steaks et les tomates cerises dans un plat de service. Assaisonner avec un filet d'huile d'olive extra vierge. Servir chaud. Valeurs nutritionnelles (par portion) : Calories : 350 kcal Protéines : 30g Lipides : 18g Glucides : 5g Fibres : 2g Sucres : 3g Sodium : 400mg.

OMELETTE AUX LÉGUMES

Temps de préparation : 15 minutes

Temps de cuisson : 15 minutes

Doses pour 4 personnes :

Ingrédients:

Oeufs : 6

Mélange de légumes (courgettes,

poivrons, oignons, tomates, etc.) :

2 tasses, coupées en dés

Fromage râpé : 1/2 tasse

Huile d'olive extra vierge : 2 cuillères à soupe

Sel et poivre au goût

Préparation:

Dans un bol, battez les œufs avec le fromage râpé, salez et poivrez. Dans une poêle antiadhésive, faites chauffer l'huile d'olive et ajoutez le mélange de légumes. Cuire jusqu'à tendreté. Versez les œufs battus sur les légumes et laissez cuire à feu moyen-doux jusqu'à ce que l'omelette soit dorée sur les bords et compacte. À l'aide d'un couvercle ou d'une assiette, retournez l'omelette et faites cuire de l'autre côté encore 5 minutes ou jusqu'à ce qu'elle soit bien cuite. Servez chaud ou à température ambiante. Valeurs nutritionnelles (par portion) : Calories : 180 kcal Protéines : 12g Lipides : 12g Glucides : 6g Fibres : 2g Sucres : 3g Sodium : 300mg.

BROCHETTES DE CREVETTES ET LÉGUMES

Temps de préparation : 20 minutes

Temps de cuisson : 10 minutes

Doses pour 4 personnes :

Ingrédients:

Crevettes : 16, décortiquées et nettoyées

Mélange de légumes (poivrons, oignons, courgettes, tomates, etc.) :

2 tasses, coupées en cubes

Huile d'olive extra vierge : 3 cuillères à soupe

Jus de citron : 2 cuillères à soupe

Sel et poivre au goût

Épices au goût (origan, piment, ail en poudre, etc.)

Préparation:

Enfiler les crevettes et les légumes sur des brochettes en alternant les ingrédients. Dans un petit bol, mélangez l'huile d'olive avec le jus de citron, le sel, le poivre et les épices au goût. Badigeonner les brochettes avec la marinade préparée. Cuire les brochettes sur un grill chaud pendant 3/4 minutes de chaque côté ou jusqu'à ce que les crevettes soient roses et les légumes tendres. Servir chaud, éventuellement accompagné de riz ou de salade. Valeurs nutritionnelles (par portion) : Calories : 220 kcal Protéines : 18g Lipides : 10g Glucides : 10g Fibres : 3g Sucres : 5g Sodium : 350mg.

ESCALOPPINE DE DINDE AU CITRON ET SAUGE

Temps de préparation : 10 minutes

Temps de cuisson : 15 minutes

Doses pour 4 personnes :

Ingrédients:

Escalopes de dinde : 4

(environ 150g chacun)

Citron : 1, pressé

Feuilles de sauge fraîches : 8

Bouillon de légumes : 1/2 tasse

Huile d'olive extra vierge : 2 cuillères à soupe

Sel et poivre au goût

Préparation:

Dans une poêle antiadhésive, faites chauffer l'huile d'olive à feu moyen-vif. Ajoutez les escalopes de dinde et faites-les revenir des deux côtés jusqu'à ce qu'elles soient dorées. Ajoutez le jus de citron, les feuilles de sauge et le bouillon de légumes. Réduire le feu et laisser cuire environ 10 minutes ou jusqu'à ce que le liquide ait réduit et que les pétoncles soient tendres. Assaisonner de sel et de poivre selon les goûts. Servir chaud, éventuellement accompagné de légumes ou d'accompagnements de votre choix. Valeurs nutritionnelles (par portion) : Calories : 250 kcal Protéines : 30g Lipides : 10g Glucides : 5g Fibres : 1g Sucres : 2g Sodium : 400mg

SAUCISSES DE POULET AUX POIVRONS ET OIGNONS

Temps de préparation : 15 minutes

Temps de cuisson : 20 minutes

Doses pour 4 personnes :

Ingrédients:

Saucisses de poulet : 8

Poivrons mélangés (rouges, jaunes, verts) : 2, coupé en lanières

Oignons : 2, coupés en tranches

Huile d'olive extra vierge : 2 cuillères à soupe

Sel et poivre au goût

Épices au goût (paprika, origan, ail en poudre, etc.)

Préparation:

Dans une poêle antiadhésive, faites chauffer l'huile d'olive à feu moyen. Ajouter les saucisses de poulet et faire dorer des deux côtés jusqu'à ce qu'elles soient bien cuites. Ajouter les oignons et les poivrons dans la même poêle et cuire jusqu'à ce que les légumes soient tendres et légèrement caramélisés. Assaisonner avec du sel, du poivre et des épices au goût. Servir chaud, éventuellement accompagné d'une purée de pommes de terre ou d'une salade. Valeurs nutritionnelles (par portion) : Calories : 320 kcal Protéines : 25g Lipides : 18g Glucides : 10g Fibres : 3g Sucres : 5g Sodium : 450mg.

FILET DE TRUITE AU FOUR AUX HERBES AROMATIQUES

Temps de préparation : 10 minutes

Temps de cuisson : 20 minutes

Doses pour 4 personnes :

Ingrédients:

Filets de truite : 4 (environ 150g chacun)

Herbes aromatiques fraîches

haché (romarin,

thym, persil) : 2 cuillères à soupe

Ail : 2 gousses hachées

Citron : 1, coupé en fines tranches

Huile d'olive vierge extra:

2 cuillères à soupe

Sel et poivre au goût

Préparation:

Préchauffer le four à 180°C. Disposez les filets de truite sur une plaque à pâtisserie recouverte de papier sulfurisé. Assaisonnez les filets avec les herbes hachées, l'ail, le jus de citron, l'huile d'olive, le sel et le poivre. Couvrir le plat de papier d'aluminium et cuire au four pendant environ 15/20 minutes ou jusqu'à ce que le poisson soit tendre et se défasse facilement à la fourchette. Servir chaud, éventuellement accompagné d'accompagnements de légumes ou de pommes de terre. Valeurs nutritionnelles (par portion) : Calories : 180 kcal Protéines : 25g Lipides : 8g Glucides : 2g Fibres : 1g Sucres : 0g Sodium : 300mg.

POULET GRILLÉ AVEC SALADE DE TOMATES ET BASILIC

Temps de préparation : 15 minutes

Temps de cuisson : 15 minutes

Doses pour 4 personnes :

Ingrédients:

Poitrine de poulet : 4

(environ 150g chacun)

Tomates : 4, coupées en tranches

Feuilles de basilic frais : 1 bouquet

Huile d'olive extra vierge : 3 cuillères à soupe

Vinaigre balsamique : 2 cuillères à soupe

Sel et poivre au goût

Préparation:

Préchauffez le gril ou la plaque chauffante. Assaisonnez les poitrines de poulet avec du sel, du poivre et un filet d'huile d'olive. Griller le poulet pendant environ 6 à 7 minutes de chaque côté ou jusqu'à ce qu'il soit bien cuit et qu'il présente de belles stries du gril. Pendant ce temps, préparez la salade de tomates et basilic : dans un bol, mélangez les tranches de tomates avec les feuilles de basilic, l'huile d'olive, le vinaigre balsamique, le sel et le poivre. Servir le poulet chaud accompagné de la salade de tomates et basilic. Valeurs nutritionnelles (par portion) : Calories : 220 kcal Protéines : 30g Lipides : 10g Glucides : 5g Fibres : 2g Sucres : 3g Sodium : 350mg.

FILET DE MORUE AU FOUR AUX OLIVES ET TOMATES

Temps de préparation : 10 minutes

Temps de cuisson : 20 minutes

Doses pour 4 personnes :

Ingrédients:

Filets de cabillaud : 4

(environ 150g chacun)

Tomates cerises:

200 g, coupé en deux

Olives noires : 1/2 tasse, dénoyautées

Ail : 2 gousses hachées

Huile d'olive extra vierge : 3 cuillères à soupe

Persil frais : 2 cuillères à soupe hachées

Sel et poivre au goût

Préparation:

Préchauffer le four à 180°C. Disposez les filets de cabillaud sur une plaque allant au four. Assaisonnez le poisson avec du sel, du poivre, de l'ail, du persil, des tomates cerises et des olives. Arrosez d'un filet d'huile d'olive extra vierge. Cuire au four environ 15/20 minutes ou jusqu'à ce que le poisson soit tendre et se défasse facilement à la fourchette. Servir chaud, éventuellement accompagné d'accompagnements de légumes ou de pommes de terre. Valeurs nutritionnelles (par portion) : Calories : 180 kcal Protéines : 25g Lipides : 8g Glucides : 5g Fibres : 2g Sucres : 3g Sodium : 300mg

POULET AVEC SAUCE AU POIVRE NOIR ET CÔTÉ DE BROCOLI

Temps de préparation : 15 minutes

Temps de cuisson : 25 minutes

Doses pour 4 personnes :

Ingrédients:

Poitrine de poulet : 4

(environ 160g chacun)

Brocoli : 1 botte,

nettoyé et coupé en fleurons

Poivre noir : 1 cuillère à soupe

Crème épaisse légère : 1/2 tasse

Bouillon de légumes : 1/2 tasse

Huile d'olive extra vierge : 2 cuillères à soupe

Sel et poivre au goût

Préparation:

Dans une poêle antiadhésive, faites chauffer l'huile d'olive à feu moyen. Ajouter les poitrines de poulet et cuire des deux côtés jusqu'à ce qu'elles soient dorées. Retirez le poulet de la poêle et réservez. Dans la même poêle, ajoutez les grains de poivre noir et faites-les légèrement griller. Ajouter le bouillon de légumes et la crème de cuisson, porter à ébullition et réduire légèrement le liquide. Ajouter le poulet à la sauce et cuire encore 5 minutes ou jusqu'à ce qu'il soit bien cuit. Pendant ce temps, faites cuire le brocoli à la vapeur jusqu'à ce qu'il soit tendre mais croustillant. Servir le poulet avec la sauce au poivre noir accompagné du brocoli. Valeurs nutritionnelles (par portion) : Calories : 250 kcal Protéines : 30g Lipides : 12g Glucides : 7g Fibres : 3g Sucres : 2g Sodium : 350mg.

RECETTES D'ACCOMPAGNEMENT

SALADE D'ÉPINARDS ET D'AVOCAT

Temps de préparation : 15 minutes

Temps de cuisson : 0 minute

Doses : 4 personnes

Ingrédients:

200 g d'épinards frais

1 avocat mûr

100 g de tomates cerises

1/2 oignon rouge, haché

30 g de feta émiettée

20 g de noix de pécan hachées

Huile d'olive vierge extra

Vinaigre balsamique

Sel et poivre au goût

Préparation:

Lavez soigneusement les épinards et séchez-les avec un chiffon. Coupez l'avocat en deux, retirez le noyau et la peau, puis coupez la pulpe en cubes. Coupez les tomates cerises en deux. Dans un grand bol, mélanger les épinards, l'avocat, les tomates cerises, l'oignon rouge, la feta et les pacanes. Assaisonner avec de l'huile d'olive extra vierge, du vinaigre balsamique, du sel et du poivre au goût. Remuer doucement pour combiner tous les ingrédients. Servez immédiatement la salade fraîche et savoureuse. Calories : Environ 250 kcal, Lipides : Environ 15 g (dont 2 g saturés)

Glucides : Environ 10 g (dont 5 g de fibres)

Protéines : Environ 10 g

Vitamines : vitamines A, C, K et folate

Minéraux : Potassium, magnésium, fer et calcium

LÉGUMES GRILLÉS AU FOUR

Temps de préparation : 20 minutes

Temps de cuisson : 30 minutes

Doses : 4 personnes

Ingrédients:

2 poivrons (rouge,

jaune ou au choix)

1 courgette

1 aubergine

1 oignon rouge

1 gousse d'ail

Huile d'olive vierge extra

Herbes aromatiques au goût

(basilic, romarin, thym)

Sel et poivre au goût

Préparation:

Préchauffer le four à 200°C. Lavez et coupez les légumes en morceaux de taille similaire. Dans un grand bol, mélanger les légumes hachés, l'ail haché, l'huile d'olive extra vierge, les herbes aromatiques, le sel et le poivre au goût. Bien mélanger pour répartir la vinaigrette sur tous les légumes. Disposez les légumes sur une plaque à pâtisserie recouverte de papier sulfurisé. Cuire au four environ 30 minutes en retournant les légumes à mi-cuisson pour qu'ils soient dorés uniformément. Sortez les légumes grillés du four et servez-les chauds ou tièdes en accompagnement ou en plat végétarien complet. Calories : Environ 150 kcal, Lipides : Environ 10 g (dont 1 g saturés)

Glucides : Environ 10 g (dont 5 g de fibres)

Protéines : Environ 5 g

Vitamines : Vitamines A, C, K et groupe B

Minéraux : Potassium, magnésium, manganèse et phosphore

CHOU-FLEUR AU CUIT AU CURCUMA

Temps de préparation : 20 minutes

Temps de cuisson : 40 minutes

Doses : 4 personnes

Ingrédients:

1 chou-fleur moyen

2 cuillères à soupe d'huile d'olive extra vierge

1 cuillère à café de poudre de curcuma

1/2 cuillère à café de paprika doux

1/4 cuillère à café de poivre noir

Sel au goût

Graines de sésame pour décorer (facultatif)

Préparation:

Préchauffer le four à 200°C. Coupez le chou-fleur en bouquets et rincez-les sous l'eau courante. Dans un grand bol, mélanger les fleurons de chou-fleur, l'huile d'olive extra vierge, le curcuma, le paprika, le poivre noir et le sel. Bien mélanger pour répartir les épices dans tout le chou-fleur. Disposez les fleurons de chou-fleur sur une plaque à pâtisserie recouverte de papier sulfurisé. Cuire au four environ 40 minutes en retournant les fleurons à mi-cuisson pour un dorage uniforme. Retirez le chou-fleur cuit avec le curcuma et servez chaud, en décorant de graines de sésame au goût. Calories : Environ 200 kcal, Lipides : Environ 12 g (dont 2 g saturés)

Glucides : Environ 20 g (dont 5 g de fibres)

Protéines : Environ 10 g

Vitamines : Vitamines A, C, K et groupe B

Minéraux : Potassium, magnésium, manganèse et calcium

BROCOLI VAPEUR AUX AMANDES

Temps de préparation : 15 minutes

Temps de cuisson : 10 minutes

Doses : 4 personnes

Ingrédients:

1 brocoli moyen

2 cuillères à soupe d'huile d'olive extra vierge

1 gousse d'ail, hachée

2 cuillères à soupe de jus de citron

30 g d'amandes effilées

Sel et poivre au goût

Préparation:

Lavez le brocoli et coupez-le en fleurons. Faites cuire le brocoli à la vapeur pendant environ 10 minutes, jusqu'à ce qu'il soit tendre mais toujours croquant. Dans une poêle antiadhésive, faites chauffer l'huile d'olive extra vierge et faites revenir l'ail haché pendant une minute. Ajoutez les amandes effilées et faites-les cuire 2-3 minutes en remuant fréquemment jusqu'à ce qu'elles soient dorées et grillées. Ajoutez le brocoli cuit à la vapeur, le jus de citron, le sel et le poivre au goût. Remuer doucement pour combiner tous les ingrédients. Servir le brocoli cuit à la vapeur avec des amandes tièdes en accompagnement ou en plat végétarien complet. Calories : Environ 180 kcal, Lipides : Environ 10 g (dont 2 g saturés)

Glucides : Environ 15 g (dont 5 g de fibres)

Protéines : Environ 10 g

Vitamines : Vitamines A, C, K et groupe B

Minéraux : Potassium, magnésium, fer et calcium

SALADE DE LENTILLES

Temps de préparation : 30 minutes

Temps de cuisson : 20 minutes

Doses : 4 personnes

Ingrédients:

200 g de lentilles séchées

1 oignon rouge, haché

1 poivron vert, haché

100 g de tomates cerises coupées en deux

1 concombre, coupé en cubes

100 g de feta émiettée

Huile d'olive vierge extra

Vinaigre balsamique

Jus de citron

Sel et poivre au goût

Préparation:

Rincer les lentilles sous l'eau courante. Dans une casserole, faites cuire les lentilles dans beaucoup d'eau bouillante pendant environ 20 minutes ou jusqu'à ce qu'elles soient tendres. Égouttez les lentilles et laissez-les refroidir complètement. Dans un grand bol, mélanger les lentilles froides, l'oignon haché, le poivron vert haché, les tomates cerises, le concombre, la feta émiettée et les olives noires (le cas échéant). Assaisonner avec de l'huile d'olive extra vierge, du vinaigre balsamique, du jus de citron, du sel et du poivre au goût. Remuer doucement pour combiner tous les ingrédients. Servez la salade de lentilles fraîche et savoureuse comme plat principal ou en accompagnement. Calories : Environ 350 kcal, Lipides : Environ 15 g (dont 3 g saturés) Glucides : Environ 40 g (dont 15 g de fibres) Protéines : Environ 20 g Vitamines : Vitamines A, C, K et groupe B

COURGETTES FARCIES AU FOUR

Temps de préparation : 30 minutes

Temps de cuisson : 40 minutes

Doses : 4 personnes

Ingrédients:

4 courgettes moyennes

200 g de riz brun cuit, 150 g de ricotta

100 g de tomates cerises coupées en deux

50 g de parmesan râpé

1 oignon rouge haché, 1 gousse d'ail hachée,
Basilic frais haché

Huile d'olive extra vierge, Sel et poivre au
goût

Préparation:

Préchauffer le four à 180°C. Lavez les
courgettes et coupez-les en deux dans le sens
de la longueur pour former des barquettes.
Avec une cuillère, retirez la pulpe interne des

courgettes en créant un creux. Dans une poêle, antiadhésif, faites chauffer l'huile d'olive extra vierge et faites revenir l'oignon émincé pendant une minute. Ajouter l'ail émincé et cuire encore une minute, jusqu'à ce qu'il soit parfumé. Ajoutez la pulpe de courgette préalablement retirée, coupée en cubes et laissez cuire 5 minutes en remuant fréquemment. Ajoutez le riz brun cuit, la tomate coupée en deux, le parmesan râpé, le basilic haché, salez et poivrez au goût. Bien mélanger pour combiner tous les ingrédients. Remplissez les barquettes de courgettes avec le mélange de riz et de légumes. Disposez les courgettes farcies sur une plaque à pâtisserie recouverte de papier sulfurisé. Cuire au four environ 40 minutes, ou jusqu'à ce que les courgettes soient tendres et que la garniture soit dorée. Sortez les courgettes farcies du four et servez chaud. Calories : Environ 300 kcal, Lipides : Environ 15 g (dont 3 g saturés), Glucides : Environ 30 g (dont 10 g de fibres), Protéines : Environ 15 g, Vitamines : Vitamines A, C, K et groupe B ,

PURÉE DE CHOU-FLEUR

Temps de préparation : 20 minutes

Temps de cuisson : 20 minutes

Doses : 4 personnes

Ingrédients:

1 chou-fleur moyen

1 pomme de terre moyenne

1 gousse d'ail

200 ml de bouillon de légumes

2 cuillères à soupe d'huile d'olive extra vierge

Sel et poivre au goût

Noix de muscade au goût (facultatif)

Préparation:

Lavez le chou-fleur et coupez-le en fleurons. Épluchez la pomme de terre et coupez-la en morceaux. Dans une poêle, faites chauffer l'huile d'olive extra vierge et faites revenir l'ail haché pendant une minute. Ajoutez les fleurons de chou-fleur et les dés de pomme de terre et laissez cuire 5 minutes en remuant fréquemment. Versez le bouillon de légumes et portez à ébullition. Couvrir la casserole et cuire environ 20 minutes ou jusqu'à ce que le chou-fleur et la pomme de terre soient très tendres. Mixez le mélange avec un mixeur jusqu'à obtenir une crème onctueuse et veloutée. Assaisonner avec du sel, du poivre et de la muscade au goût. Servir la purée de chou-fleur chaude en accompagnement ou en entrée. Calories : Environ 150 kcal, Lipides : Environ 5 g (dont 1 g saturés), Glucides : Environ 20 g (dont 5 g de fibres), Protéines : Environ 5 g, Vitamines : Vitamines A, C, K et groupe B

Minéraux : Potassium, magnésium, manganèse et calcium

SALADE DE QUINOA ET LÉGUMES

Temps de préparation : 20 minutes

Temps de cuisson : 15 minutes

Doses : 4 personnes

Ingrédients:

120 g de quinoa

200 g de tomates coupées en cubes

1 concombre, coupé en cubes

1 poivron vert, coupé en dés

100 g de feta émiettée

Olives noires dénoyautées et

couper en rondelles (facultatif)

Basilic frais, haché

Huile d'olive extra vierge, Sel et poivre au
goût

Vinaigre balsamique, jus de citron

Préparation:

Rincez le quinoa sous l'eau courante. Dans une casserole, faites cuire le quinoa dans beaucoup d'eau bouillante pendant environ 15 minutes ou jusqu'à ce qu'il soit tendre. Égouttez le quinoa et laissez-le refroidir complètement. Dans un grand bol, mélanger le quinoa froid, les tomates en dés, les dés de concombre, les dés de poivron vert, la feta émiettée et les olives noires (le cas échéant). Assaisonner avec de l'huile d'olive extra vierge, du vinaigre balsamique, du jus de citron, du sel et du poivre au goût. Ajoutez le basilic haché et mélangez délicatement pour combiner tous les ingrédients. Servez la salade de quinoa et de légumes fraîche et savoureuse. Calories : Environ 300 kcal, Lipides : Environ 12 g (dont 2 g saturés), Glucides : Environ 35 g (dont 5 g de fibres), Protéines : Environ 15 g, Vitamines : Vitamines A, C, K et groupe B, Minéraux : Fer, magnésium, potassium et phosphore

CHOU NOIR SAUTÉ
À L'AIL ET AU CITRON

Temps de préparation : 15 minutes

Temps de cuisson : 10 minutes

Doses : 4 personnes

Ingrédients:

400 g de chou noir

2 gousses d'ail, hachées

2 cuillères à soupe d'huile d'olive extra vierge

Jus de 1 citron

Sel et poivre au goût

Piment frais haché (facultatif)

Préparation:

Lavez le chou noir et coupez-le en fines lanières. Dans une poêle antiadhésive, faites chauffer l'huile d'olive extra vierge et faites revenir l'ail haché pendant une minute. Ajouter le chou frisé et cuire environ 5 minutes, en remuant fréquemment, jusqu'à ce qu'il soit flétri. Ajoutez le jus de citron et laissez cuire encore une minute. Assaisonner avec du sel, du poivre et du piment au goût. Servir le chou frisé sauté avec de l'ail et du citron chaud en accompagnement ou en apéritif. Calories : environ 150 kcal

Matières grasses : Environ 8 g (dont 1 g saturé)

Glucides : Environ 10 g (dont 5 g de fibres)

Protéines : Environ 5 g

Vitamines : Vitamines A, C, K et groupe B

Minéraux : Potassium, magnésium, fer et calcium

CAROTTES RÔTIES AU THYM

Temps de préparation : 15 minutes

Temps de cuisson : 40 minutes

Doses : 4 personnes

Ingrédients:

500 g de carottes

2 cuillères à soupe d'huile d'olive extra vierge

1 gousse d'ail, hachée

1 branche de thym frais

Sel et poivre au goût

Préparation:

Préchauffer le four à 200°C. Épluchez les carottes et coupez-les en rondelles d'environ 1 cm d'épaisseur. Dans un grand bol, mélanger les carottes, l'huile d'olive extra vierge, l'ail haché, le thym frais, le sel et le poivre au goût. Bien mélanger pour répartir l'assaisonnement sur toutes les carottes. Disposez les carottes sur une plaque à pâtisserie recouverte de papier sulfurisé. Cuire au four environ 40 minutes en retournant les carottes à mi-cuisson pour qu'elles soient dorées uniformément. Sortez les carottes rôties au thym du four et servez chaud. Astuces : Vous pouvez ajouter d'autres saveurs aux carottes rôties, comme du romarin, du paprika ou du cumin. Pour une saveur plus intense, vous pouvez faire mariner les carottes dans la vinaigrette pendant au moins 30 minutes avant de les cuire au four. (par portion d'environ 200 g) : Calories : Environ 180 kcal, Lipides : Environ 10 g (dont 1 g saturés) Glucides : Environ 25 g (dont 5 g de fibres), Protéines : Environ 2 g

Vitamines : Vitamine A : 280 % du (VGR) Vitamine C : 30 % du VGR Vitamine K : 150 % du VGR

Minéraux : Potassium : 500 mg (14% du VGR) Manganèse : 1,5 mg (8% du VGR) Fibres : 5 g (20% du VGR)

CONCLUSION

En conclusion, le Régime à faible indice glycémique 2025 se présente comme une voie extraordinaire vers une santé optimale et un bien-être général. En comprenant parfaitement l'indice glycémique et son impact sur la santé métabolique, nous avons ouvert la porte à une nouvelle perspective sur la nutrition. Ce livre a fourni non seulement un aperçu détaillé de l'index glycémique mais également un guide pratique pour réussir à mettre en œuvre cette approche dans votre vie quotidienne. Des recettes délicieuses et nutritives aux plans de repas équilibrés, vous disposez désormais des outils dont vous avez besoin pour prendre des décisions alimentaires éclairées.

La gestion du poids devient un défi passionnant, où chaque repas est l'occasion de nourrir intelligemment le corps. La variété des options culinaires présentées permet une approche flexible, adaptée aux différentes préférences et modes de vie. Nous avons abordé les défis courants qui peuvent survenir au cours de ce voyage et à condition de toujours rappeler qu'il ne s'agit pas seulement d'un changement temporaire, mais d'un investissement durable dans votre santé. Rester motivé est essentiel, et le livre vous a fourni une inspiration continue pour aborder chaque étape du processus en toute confiance. En fin de compte, le régime à index glycémique n'est pas seulement un guide diététique, mais un compagnon de voyage pour une vie plus saine et plus épanouissante. Prenez le contrôle de vos choix alimentaires, nourrissez votre corps avec intention et profitez des bienfaits d'une vie équilibrée et énergique.

Merci de vous lancer dans ce voyage avec nous et puissiez-vous profiter des fruits de votre nouvelle aventure vers une santé et un bien-être durables. Les recettes, conçues avec soin et créativité, font de chaque repas une expérience culinaire unique. En conclusion, le Régime à Indice Glycémique 2025 est plus qu'un simple livre ; c'est un manifeste pour un changement positif. L'auteur, avec compétence et passion, démontre que chaque choix alimentaire peut être un pas vers une vie plus saine pour nous-mêmes et pour le monde dans lequel nous vivons. Une lecture essentielle pour tous ceux qui souhaitent nourrir leur corps et contribuer à un avenir durable.

Merci pour cette inspiration nourrissante qui va au-delà de l'assiette. Si le livre vous a inspiré, vous a aidé de quelque manière que ce soit, je vous serais infiniment reconnaissant si vous pouviez prendre un moment pour laisser un commentaire. Vos paroles pourraient être un guide pour d'autres chercheurs de bien-être qui s'engagent dans cette voie. Je vous remercie profondément d'avoir choisi le Régime à faible indice glycémique 2025" comme compagnon de voyage vers une vie plus saine et plus consciente. Avec gratitude,

[KLARLOCK]